花卉食疗学

主编 周浓 朱慧

全国百佳图书出版单位
中国中医药出版社
·北 京·

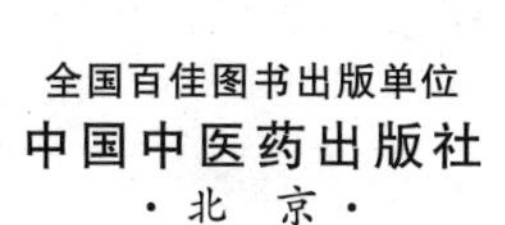

图书在版编目（CIP）数据

花卉食疗学 / 周浓，朱慧主编．—北京：中国中医药出版社，2023.5

ISBN 978 – 7 – 5132 – 5008 – 5

Ⅰ．①花…　Ⅱ．①周…②朱…　Ⅲ．①花卉－食物疗法

Ⅳ．① R247.1

中国国家版本馆 CIP 数据核字（2023）第 030592 号

中国中医药出版社出版

北京经济技术开发区科创十三街 31 号院二区 8 号楼

邮政编码　100176

传真　010-64405721

万卷书坊印刷（天津）有限公司印刷

各地新华书店经销

开本 880×1230　1/32　印张 9.75　字数 210 千字

2023 年 5 月第 1 版　2023 年 5 月第 1 次印刷

书号　ISBN 978 – 7 – 5132 – 5008 – 5

定价　58.00 元

网址　www.cptcm.com

服务热线　010-64405510

购书热线　010-89535836

维权打假　010-64405753

微信服务号　zgzyycbs

微商城网址　https://kdt.im/LIdUGr

官方微博　http://e.weibo.com/cptcm

天猫旗舰店网址　https://zgzyycbs.tmall.com

如有印装质量问题请与本社出版部联系（010-64405510）

《花卉食疗学》编委会

主　编　周　浓（重庆三峡学院）

朱　慧（南京中医药大学）

副主编　李伟东（南京中医药大学）

吕媛媛（重庆三峡学院）

朱蒋华（重庆三峡学院）

阳文武（重庆市万州食品药品检验所）

桑佳佳（江苏省中医院）

朱星宇（江苏护理职业学院）

编　委（按姓氏笔画排序）

孔笑天（大理大学）

吕媛媛（重庆三峡学院）

朱　慧（南京中医药大学）

朱星宇（江苏护理职业学院）

朱蒋华（重庆三峡学院）

刘　晓（南京中医药大学）

祁俊生（重庆三峡学院）

阳文武（重庆市万州食品药品检验所）

李伟东（南京中医药大学）

肖　琦（重庆市万州食品药品检验所）

吴　育（南通市中医院）

何旭峰（重庆市万州食品药品检验所）

张椿翊（重庆市万州食品药品检验所）

陈　爽（重庆市万州食品药品检验所）

陈妍斌（重庆安全职业技术学院）

周　浓（重庆三峡学院）

施志芬（成都中医药大学）

桑佳佳（江苏省中医院）

黄小兰（重庆市万州食品药品检验所）

梅春梅（南京中医药大学）

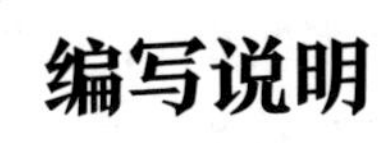

编写说明

花卉是人类在大自然中最亲密的朋友。花是植物的繁殖器官，卉是植物的总称。自古以来，中国老百姓有种花、养花和吃花的传统。花卉可以美化环境、供人观赏和食用。许多花卉味道鲜美且富含各种营养物质，食用和药用价值较高，对一些疾病具有较好的保健功效。选择性地食用花卉，可起到“药食同源”的作用，不仅可以治疗和调理机体的不适，更可美容修身，达到延年益寿的作用。科学研究证实，花卉含有多种物质：22种氨基酸、14种维生素及丰富的无机物等，被誉为“绿色黄金”，是“地球上最完美的食物”。因此，食用花卉也成为人们的传统生活习俗。

人类食用花卉历史悠久。花卉入食，自古有之。人类在漫长的生活岁月里，不断寻求天然食品。早在几千年前，我们的祖先就挖掘了许多药、食、赏兼备的花卉，其芳香味美，营养丰富，食用方便。诸多古代医药本草中均有花卉入药的记载：现存最早的中药学专著《神农本草经》中记载了菊花、百合及鸢尾等花卉的药用价值；明代药物巨著《本草纲目》进一步丰富了花卉养生保健、防治疾病的知识和方法。以花卉制成的各类食物，兼具调摄情志和饮食养生的双重功效，且独具风雅，吸引历代文人墨客留下了诸多诗篇著作。战国时期，屈原的《离骚》中就已写道：“朝饮木兰之坠露兮，夕餐秋菊之落英。”秦汉时期，菊花成为当时的名菜佳肴。唐朝时期，食花之风盛行于皇室，人们把菊花糕、桂花栗子羹作为宴席珍品。至宋代，花馔逐渐传入民间，林洪所著的《山家清供》中收录了以梅花、莲花、菊花等做成的多种肴馔；苏东坡的《后杞菊赋》曰："吾方以杞为粮，以菊为糗，春食苗，夏食叶，秋食花实而冬食根，庶几乎西河南之寿。"至清朝，曹慈生的《养生随笔》载有梅花粥、菊花粥等。顾仲的著作《养心录》中有"餐芳谱"一节，详细叙述了21种鲜花食品的制作方法。茉莉花中含有的香精油、芳樟醇等物质，能够使皮肤白皙，体味变香，因此古代皇宫后妃常用之来美容美体。据记载，慈禧太后就嗜花成癖，常命御膳房采花入馔，制成各种美食。至近代，食用花卉不断发展，更为普及，民间食用花卉更是不胜枚举，有红花海参、月季花烧大虾、益母草花炖鸡、韭菜花炒鸡蛋、金雀花炒鸡蛋等花卉菜肴。花卉还成为宗教人士的供品和食品。很多寺庙僧人，都用鲜花作斋食，如素食中常有菊花、荷花、玉兰等花卉的原料，延续至今。

除我国有以花入食的习俗外，食用花卉在国外也较为盛行。在美国，食用鸡冠花比较普遍，还常把百合花、紫罗兰花、玫瑰花等花卉作为配菜食用，制成食用方便的馅饼。日本人就有"花道"习俗，在许多餐厅里都卖有花的食品，琳琅满目。日本花的菜肴，特别是凉菜和汤上，经常撒有合欢花、玫瑰花、菊花、芙蓉花、芍药花、三色紫罗兰等。他们食用花卉的目的是减肥健美。英国人喜食用接骨木花，地中海国家则食用一种葫芦花，土耳其人把玫瑰做成糖酱食用。

当前，回归自然成为人类提高生活质量的重要理念，世界各地正在悄然兴起食用花卉的热潮，花卉食品被认为是21世纪食品消费的新潮流，对于花卉食品的研究也随之在世界各国兴起。食用花卉昭示着人与自然的和谐，花卉与人类健康的美好意蕴，也将成为人们普遍的希望。对于花卉食用和药用功效的认知，是健康生活的需要、传承和弘扬民族文化的需要。

我国花卉资源十分丰富，是世界公认的名贵花卉的起源中心，素有“世界园林之母”的美称。民间常食用的花卉品种繁多，竟达百种以上。我国八大菜系中就有北京的桂花干贝、茉莉鸡脯、芙蓉鸡片，上海的白花炒鸡片、橘花栗子、菊花糕，鲁菜中的桂花丸子、茉莉汤，广东的菊花鲈鱼、菊花龙凤骨，河南等地的酱醋迎春花、茉莉花豆腐、牡丹花汤等；在川菜、淮扬菜中，以花入食者亦不胜枚举。虽然食用各种野生花卉的生活理念备受重视，愈加深入人心，但人们对花卉的认知因生活知识面的限制而各有不同，误区是在所难免的。

我们祖先总结传承下来的中医药及花卉使用经验，博大精深，凝结着先人的果敢与智慧。为继承和发扬食用花卉这一古老而又年轻的宝贵民族文化遗产，使它更好地为广大人民群众的健康服务，基于多年从事药食同源花卉研究的成果积累和文献资料分析，重庆三峡学院、南京中医药大学、南京中医药大学附属医院、重庆市万州食品药品检验所、江苏护理职业学院、成都中医药大学、大理大学、重庆安全职业技术学院、南通市中医院20位专家共同撰写了《花卉食疗学》一书。

全书分为六章。第一章为花卉食疗概述，第二章为食用花卉的保健价值，第三章为花卉食品的开发利用现状，第四章为食用花卉发展存在的问题，第五章为食用花卉的开发前景及发展方向，第六章不仅介绍了92种食用花卉的成分、功效等中西药药理知识，还推荐了常用食疗方。

毛泽东主席曾说：“中国医药学是一个伟大的宝库，应当努力发掘，加以提高！”中医药学是全人类的共同财富，普及中医药科普知识是促进人类健康事业的必要途径。这项工作是长期的，需要多数人的参与。能为大众普及中医药知识，为老百姓宣讲养生技巧，亦是我们的职责。

本书是在各位编者的辛勤耕耘下编写而成，在编撰过程中得到了中国中医药出版社的大力支持和指导，得到了有关药学专家的热诚帮助，谨致以衷心的感谢！向为本书的撰稿、编校、出版工作付出辛勤劳动的同志们致以深深的谢意！感谢三峡库区道地药材绿色种植与深加工重庆市工程实验室在经费方面予以支持。下篇中所收藏的养生方一般选用“药食同源”的花卉，副作用较小，但运用时应确保花卉的来源和品质，避免使用有毒或含农药残留的花卉，才可达到养生而不伤身的效果。此外，花卉食疗不能替代正规的医学治疗，如有严重疾病或症状，请及时就医。无中医药基础知识的读者使用本方前请咨询医师或药师，避免发生不良反应。

由于编者的知识局限，加之目前我们对花卉材料的认识许多还停留在经验总结的基础上，书中出现遗漏、欠妥之处在所难免，诚望广大读者，尤其是有关专家及学者不吝赐教。我们相信，随着对花卉材料研究的不断深入和认识水平的不断提高，本书也会得到进一步的完善。

《花卉食疗学》编委会

2023年2月27日于南京

目 录

第一章

花卉食疗概述

食用花卉，即花的叶子或花朵可食用的花卉植物。以花入食，不仅色彩丰富，口味清爽，更有利于发挥保健作用，起到食疗的功效。本章通过详细介绍花卉的定义、食用花卉与人类健康的关系，花卉食疗发展史、中药与饮食的交融、花卉食疗的效能及注意事项等内容，以期对食用花卉的日常选择及合理应用发挥一定指导作用。

第一节　花卉的定义

打开今天的任何一种字典、词典，关于“花”的解释都极为明确和一致，其中有两个含义是最基本的：①种子植物的繁殖器官，通常由花托、花萼、花冠、花蕊组成，有各种形状和颜色；②泛指能开花供观赏的植物，这几乎成了最普通的生活常识。我们常用的“花卉”概念，其意义与单字的“花”大同小异，都是指观赏植物的意思，只是所指更为明确、宽泛些。“花”可能有时只指花朵或观花植物，而“花卉”则泛指所有观赏植物。狭义的花卉是指具有观赏和应用价值的草本植物，包括露地草本花卉和温室草本花卉。广义的花卉除了包括具有观赏和应用价值的草本植物外，还包括有观赏和应用价值的木本植物，如花灌木、开花乔木、藤本及盆景植物等。

花卉是植物资源的一个重要方面，具有鲜明的美感内容和丰富的观赏价值，自古以来就广受人们喜爱。人们围绕花卉，热情栽培、欣赏、应用和文艺创作，形成了丰富多彩的社会文化现象，积累起灿烂辉煌的历史文化遗产。改革开放以来，我国社会经济持续发展，人们生活水平不断提高，花卉观赏越来越受重视。花卉日渐成为一种生活时尚，人们用花卉来陶冶情操、修身养性的现象变得十分普遍，花卉依然是现代人生活的重要部分。花卉作为一种多功能性的植物，为丰富我们的生活做出了独特贡献，同时也与人类的健康息息相关，这种关系主要体现在以下两个方面：

一是花卉对人类的精神健康起着潜移默化的作用，花卉在改善周围环境的同时亦增加了人在环境中的舒适度，有利于人们提神降压，健康情绪的产生从而利于身心健康。花卉主要是通过刺激人的感官，以及人们进行花卉培植活动并通过花卉抒发情感，从而对人体产生积极影响。

二是中国是世界药用植物资源最丰富的国家之一，对药用植物的发现、使用和栽培均有着悠久历史。明代著名植物学专著《群芳谱》记载植物 386 种，其中观赏植物 233 种，可供入药的约有 182 种。陈俊愉教授等编写的《园林花卉》收载花卉 240 种，约有 125 种可供入药。花卉是药用植物的一个重要组成部分。随着花卉产业的兴起，科学研究的逐步展开，专题研究和学科建设迈开步伐，取得了不少喜人的成果，花卉的药用价值、食用价值及美容保健功能逐渐被熟知，其功效机理也得到初步揭示，花卉养生保健产品和食用价值的开发日益丰富，从食疗层面揭示出花卉与人类健康的紧密关系。

第二节　花卉食疗的历史沿革

食之于民，无论是在生存，抑或是在生活层面，都有着举足轻重的地位。在战乱频发的年代，人们食不果腹，赖以生存的头等大事即是饮食，掌握了粮食就是掌握了生存命脉，也就掌握了战争胜利的先机。在和平年代，饮食则成为人们生存繁衍、追求高品质生活的必要途径，饮食的好坏是衡量人民幸福安康生活的主要指征。

食用花卉在我国已有十分悠久的历史，花卉种植最开始是以供观赏，随着人们日益增长的需求，慢慢将花卉由观赏拓展至食用、药用等领域。早在2000多年以前，我国就已经有食花的习惯。战国时期屈原的“朝饮木兰之坠露兮，夕餐秋菊之落英”就是关于食用菊花的最早记载；在《楚辞》里也有珍贵的桂花酒，如《九歌·东皇太一》记载的“奠桂酒兮椒浆”；秦汉时又出现了“令人长寿”的菊花酒、“元日服之，却老”的桃花酒和“酌以涤口”的兰花酒等；魏晋南北朝又载有榴花酒，梁元帝萧绎撰《刘生》诗曰：“榴花聊夜饮，竹叶解朝酲。”战国至南北朝时期，花卉饮食主要集中在酒方面。而到了唐代，无论是在种类上还是在用途上都有了重大发展，而且更加丰富：出现了以花卉制成的主食如莲花饼餤、脂花餤、桃花饭、松花饭和杨花粥等；副食如百花糕、菊花糕等；饮料类也出现了新的品种，如李花酒、荷花酒等。可以说，食用花卉的使用在唐代发生了重要转折。

直至宋代，花卉入馔渐成风尚，记载种类之多远胜于前代。据《山家清供》《杨万里集》《东京梦华录》《梦粱录》《夷坚志》等宋代文献记载，以花卉做成的食品达40余种，如梅粥、素醒酒冰、蜜渍梅花、莲房鱼包、梅花生菜、牡丹生菜、生嚼梅花、梅花酒、雪泡梅花酒等，用料包括梅花、莲花、菊花、牡丹花、桂花、桃花、茉莉花、栀子花、萱草花等花卉，食用形式有主食、菜肴、汤水、酒水、茶饮等。

食用花卉发展至清代就更加流行。据载，慈禧嗜花成癖，常命御膳房采花入食，制成各种美食，慈禧甚爱食用“菊花锅”，并使之成为清代宫廷众肴之首。至现代，我国民族植物学家裴盛基教授和日本京都大学近田文弘教授工艺发起组织了第一次亚洲食花文化国际讨论会，并出版了《亚洲食花文化国际会议论文集》。此外，每年农历二月十二日的“花朝节”，苏州人会食用美味可口的花粥，如白糖桂花粥、玫瑰赤豆粥、百合莲子粥等。北京王府井饭店曾成功地举办过鲜花菜肴美食节；台湾地区也举办过“逛花街、喝花酒、吃花卉大餐”的活动，会上推出荷花虾片、玉兰花肉片等几十个花卉美食品种。

食用花卉不仅在我国受欢迎，在国外也较为盛行。在美国，食用鸡冠花比较普遍，百合、紫罗兰、玫瑰等花卉也常作为配菜食用，或制成食用方便的馅饼。在日本，很早就有“花道”习俗，在许多餐厅里都售卖有花的食品，琳琅满目含有花的菜肴，特别是凉菜和汤上，经常撒有合欢花、玫瑰花、菊花、芙蓉花、芍药花、三色紫罗兰等。澳大利亚人用鲜金莲花拌沙拉食用。墨西哥人很早就有了食用仙人掌的习惯，他们食用花的目的是减肥健美。英国人喜食用接骨木花。地中海国家则食用一种葫芦花。土耳其人则把玫瑰花做成糖酱食用。

第三节　药用花卉的历史沿革

中药与食物同源，关系密不可分。古有“神农尝百草，一日而遇七十毒”的传说，神农由此成为中药的始祖。据记载，神农亦发明了农具，教会人们耕种五谷、采摘果蔬、捕鱼打猎，被誉为中华民族农业的奠基人。由此发现，以农业为特征的中华饮食和以草药为主要组成的中药，从神农时代起就已有了十分密切的联系，中国人所谓“药食同源”的说法，的确是凿凿有据的。“神农”的“神”字，也充分反映了百姓对于这样一位教民农耕、医药知识丰富的人物的崇拜之情。我们甚至可以推测，“神农尝百草”的初衷，也许并非只是为了摆脱疾病的困扰而采取的以身试药之举，而是在当时原始社会生产力低下、人们饥不择食的情况下的无奈之举。为了寻求可以充饥的食物，神农和他的子民们偶然吃到甘润可口的大枣，吃到略显寡淡却能饱腹的地瓜，但也因吃到大黄而腹泻不止，吃到麻黄而汗出如油……经过这样反反复复的实践，远古时代的人们逐渐意识到这些自然植物与人体之间的种种微妙联系，逐渐将可以经常食用、功擅补养人体的植物与那些偏性较重却能纠正人体阴阳失衡的植物分开，由此分出了食与药——食以果腹，药以疗疾。

许多花卉除了具有观赏及食用价值，也属于重要的药用植物资源，是传统中医药的重要组成部分。药用花卉的花、茎、叶、果及根，作为常用的药材，入药后可发挥对多种疾病的治疗作用。关于花卉的药用，在诸多古代医药本草中均有迹可循，花卉入药最早可追溯至春秋战国时期，《诗经》和《山海经》中记录了50余种药用植物，其中包括海棠、梅花等药用植物的文字记载。

东汉时期的中药学专著《神农本草经》中，共记载药物365种，其中植物药就有252种，具有观赏价值的约有100种，如菊花、牡丹花、百合及鸢尾等花卉。同时，出土东汉早期墓葬中保存的医学典籍中也已有牡丹花治疗血瘀病的记载。

唐代药用花卉选材广泛且应用方法更加多样，除传统直接入药的方式外，通过借助其他形式以更好发挥药效。如我国历史上第一部官修本草书《新修本草》中就有松花泡酒的记载，以松花佐酒，其效远超松皮、松叶及松脂；又如白芷，可作膏药面脂，润颜色，亦可浸水作驱虫药汤。

至明代，李时珍先生在总结历代本草著述的基础上，结合临床用药经验，在其药物巨著《本草纲目》中进一步丰富了花卉养生保健、防治疾病的知识和方法。全书共52卷，其中26卷含有与花木的相关内容，涉及的花类药物近100种，约占全部植物类药物的10%，其性味方面涵盖了五性和五味，有强身健体、延年益寿、美容养颜、明目利咽、宣通鼻窍、利水消肿、活血化瘀等功效。

新中国成立以来，随着中医药事业的蓬勃发展，我国更加重视药用植物的研究及应用。1975年出版的《全国中草药汇编》一书中共列举了2200多种药用植物，其中花卉入药的约占1/3，近年来临床选用的入药花卉主要包括菊花、牡丹花、芍药花、茉莉花、玫瑰花、桂花、荷花、莲花等。

第四节　常见食用花卉的种类及功效

根据不完全统计，食用花卉资源丰富，涉及 97 科、100 属和 180 种，食用花卉的种类及数量在各地均有所差异，其中绝大多数食用花卉都是潜在的药物来源。资料显示，有几百种花卉可以入药，我国十大名花均有药用价值。早在 2000 多年前，百合就被中医应用入药。李时珍的《本草纲目》中收载花卉药物约 100 种，其中记载荷花能止血活血，且全身都是宝：莲子、莲衣、莲房、莲须、莲子心、荷叶、荷梗、藕节等均可药用。近百年来，花卉的药用研究和应用得到了进一步的发展，人们逐渐发现许多花卉有着广泛的药理作用，并在临床实践中逐步扩大其应用范围。

目前，最常见的 15 种可食用花卉，包括洛神花、芙蓉花、牡丹花、玫瑰花、月季花、金银花、杭白菊、虎百合、野菊花、西洋甘菊、仙人掌、玉兰花、桂花、茉莉花和荷花，主要具有抗氧化、抗炎、防癌、抗肥胖、保护神经及预防内脏损伤等作用。杭白菊、野菊花、金银花及黄花菜中富含的花青素、黄酮类及酚酸类化合物，具有极好的抗氧化及抗炎活性，清热解毒效佳；玫瑰花、杭白菊、野菊花及金银花中富含的木犀草素、没食子酸及原儿茶酸等能够发挥一定的抗癌作用；玫瑰花、玉兰花和睡莲中的木槿酸及木兰素等能够介导脂肪代谢相关的酶和途径以发挥抗肥胖作用；杭白菊、玫瑰花及金银花中的主要活性物质如木犀草素、芹菜素、二咖啡酰奎宁酸、马钱苷及绿原酸等具有潜在的神经保护作用；玫瑰花、木槿花、芙蓉花、杭白菊及洋甘菊等经表现出对肝脏、肾脏及胃的保护作用。此外，芙蓉花具有抗惊厥、促进毛发生长、促伤口愈合及增强免疫力的功效；洋甘菊、野菊花及金银花对于糖尿病的治疗具有一定效果；杭白菊及黄花菜能够有效缓解抑郁症状。

第五节 花卉食疗的效能及注意事项

中国人早就以花卉为食疗，如屈原在《离骚》中写道："朝饮木兰之坠露兮，夕餐秋菊之落英。"东晋医学家葛洪认为："白菊花汁、莲汁、樗汁和丹蒸之，服一年，寿百年。"中国多部草药图谱指出，植物界有一半以上的花卉能药用或食用。西方营养学家也认为，花卉含有的蛋白质、淀粉、脂肪、糖类、矿物质及多种维生素，能强身、疗疾、祛病。

在现代的农业种植中，种植者普遍使用农药来除虫除害，以增加年产量。而花卉生长周期短，从土壤中吸收污染物质较少，所受农药化肥及污水的污染较少，故被认为是最健康、最绿色的食品之一。食用花卉已经逐渐成为人们生活中不可或缺的一部分。但值得注意的是，并不是所有花卉皆可入食。有些花，如一品红、夹竹桃、曼陀罗、虞美人之类，虽然有色有香，却带有毒性，不可食用。因此，采摘鲜花入前，必须选择无毒的花卉种类，如：梅花、桂花、月季、玫瑰花、蔷薇花、桃花、玉兰花、白兰花、栀子花、茉莉花、米兰花、木槿花、紫藤、菊花、萱草花、荷花、兰花、梨花、榆树刺槐、海棠花、牡丹花、代代花、大白杜鹃等食用花卉。另外，应取无农药、重金属等污染，且刚刚盛开的鲜花食用。最后，食用花卉、花粉等食品时，应注意预防花粉过敏症。

总之，食用花卉应谨慎。注重无毒、安全、卫生，才能做到既一饱口福，又食养保健。

第二章

食用花卉的保健价值

食用花卉，顾名思义就是一类不仅可以供人们观赏，还能作为原材料加工为美味佳肴供人们食用的花卉；它是指花卉的花蕾、柱头、花瓣，不仅可以观赏，同时还具有可食用价值。

第一节　食用花卉的饮、食用价值

1 食用花卉的营养价值

花卉入肴的魅力主要是花，乃植株之精华，不仅色、香、味俱全，还有很高的营养价值，其所含的营养成分比茎、叶要高出许多倍。这些成分被人体吸收后，能促进人体的新陈代谢、补充人体能量、调节人体生理机能。据研究，鲜花中包含人体所需要的蛋白质、脂肪、淀粉、多种维生素，甚至有些花卉所含的营养成分高于一些瓜果蔬菜、豆类、蛋类及肉类，并含有人体不可缺少的氨基酸及各种微量元素等。例如：葫芦科植物的花朵，其含有的营养物质对人体的大脑发育具有一定功效，玫瑰花素有“维生素 C 之王”之称，每 100g 玫瑰花中维生素 C 含量可达到 2000mg，远超猕猴桃中的维生素 C 含量。每 100g 鲜菊中含有糖类 4.8g，蛋白质 1.9g，脂肪 0.9g，钙 60mg，纤维素 0.23mg，营养丰富。据测定，桃花、玫瑰花、金银花、菊花中铁含量是大白菜的 2 ～ 12 倍。

此外，一些花中还含有可以增强人体体质的高效生物活性成分，是其他食物中所没有的，这些物质对增强人类体质和保障人类健康至关重要。例如，有研究发现，由乙醇提取得到的鼓槌石斛花总黄酮可以清除羟自由基和 DPPH 自由基，清除效果均显著优于二丁基羟基甲苯；合欢花总黄酮可以改善抑郁模型大鼠抑郁行为，具有抗抑郁功效；凤仙花有强效的抗慢性过敏作用，含有山柰酚 –3– 芸香糖苷、2– 羟基 –1、4– 萘醌等抗过敏的活性化合物，其中山柰酚 –3– 芸香糖苷是血小板活化因子（PAF）受体拮抗剂，2– 羟基 –1、4– 萘醌是组胺和 PAF 拮抗剂。

近代有关科学食品营养的研究表明：凡花卉中食用器官的颜色越深、越艳丽，其营养成分就越复杂，营养含量就越高。如羽衣甘蓝可食部位每 100g 中含水 91g，蛋白质 2.7g，脂肪 0.3g，碳水化合物 3.5g，粗纤维 1.2g，钙 100mg，磷 56mg，铁 1.9mg，胡萝卜素 2mg，维生素 C 76mg，维生素 B 10.07mg，烟酸 0.9mg 等。

2 花卉入食的价值及作用

选择适当的花卉，通过特定的烹调、炮制工艺将其制成食品，以其食疗、食治，达到防治疾病的目的。花卉可以食用的方法有很多，比如用作菜品原材料、调味料原材料、入汤、腌制蜜饯，以及作为饭后糕点的原材料等。鲜花有放松神经作用，同时鲜花的香气通过嗅觉神经传入大脑，可使视觉神经传入信号得以加强，从而刺激胃酸和胆汁的分泌，使人们的食欲得到提高，增加美的享受和欢愉的感觉。

据统计，全球可食用的花卉不下百多种，可组成一个名副其实的“美食百花园”。像牡丹花、梅花、兰花、荷花、菊花、桂花，这些我国传统十大名花中的大部分都可以制成膳食，如牡丹青鱼汤、梅花汤饼、兰花肚丝、莲花鸭、菊花鱼片、桂花糕等。其他如金针菜、玉兰、紫藤、槐花、茉莉、栀子花、玉簪、桃花、杏花、樱花、蜡梅、百合、迎春花、金雀花等，也可制成美味佳肴，如京城的芙蓉鸡片、桂花干贝、茉莉鸡脯，广东的菊花鲈鱼、菊花龙凤骨、大红菊，上海的荷花栗子、橘花栗子、白花炒鸡片、菊花糕，四川的兰花鸡丝，山东的桂花丸子、茉莉汤等，都是深受广大老百姓喜爱的鲜花美食。

食在广东，闻名遐迩。说到食用菊花，广东中山市有“菊城”之称的小榄镇可谓是“第一家”。小榄镇种植菊花的历史悠久，每年当地都要办一次“菊花会”，闻名国内外。在2004年和2007年曾两次被授予“中国民间艺术（菊花文化）之乡”和“中国菊艺之乡”称号。随着菊花事业的不断发展，小榄人也以菊花入馔创造出了各种菊花美食，如今品尝菊花宴也成为小榄菊花会中的重要组成部分。在我国，由于菊花的广泛栽培，许多地方也存有食用菊花的习惯，并且流传着不少的说法，如“菊花肉片炒，药膳当成宝”“菊花鱼片菊花肉，菊花火锅菊花粥”“菊花清香甘甜，制作中西佳餐”“沙拉油拌鲜菊花，花瓣鲜嫩西餐佳”“菊花豆腐汤，鲜美分外香”“沸煮饮菊汤，如蜜保健康”等。而在日本，人们把菊花视为优质、无虫害的花瓣蔬菜。日本花馔中有一道名菜叫“油炸菊”，就是选用菊花、木槿花的花瓣，在其背面裹上一层薄薄的蛋衣，然后入锅油炸，食之松脆可口，别有风味。苏联“长寿之乡”高加索的老人们也爱在煮羊汤或烧鱼时加上万寿菊。花卉煮制成粥的历史较为悠久，汉代就有名医张仲景应用药粥的记载。宋代有《粥品》一书问世，官方编撰的《太平圣惠方》共载药粥方129种；明代李时珍的《本草纲目》中共收录粥品50多种。选择适当的花卉，水煎取汁后与大米煮成稀粥，或待稀粥煮成后加入切碎的鲜花，再煮一二沸即成。花卉还可以做成各种花卉馅，用于制作各种花卉糕点。用花卉做出的糕点有：玫瑰饼、菊花饼、莲花饼、桂花糕、玫瑰花饼、槐花馒头等。此外，桂花、玫瑰花还可制成蜜饯，称蜜饯桂花、蜜饯玫瑰花。

鲜花人人皆可食用，尤以中老年人最宜。不过有些花如一品红、曼陀罗、五色梅、蝴蝶花、凌霄花、铃兰等，虽然外貌美丽诱人、色彩鲜艳绚丽，但是各有各的毒性，千万不能随便食用，易造成中毒。

3 花卉入饮的价值及作用

选择适当的花卉，放入茶杯中，或与茶叶同放入茶杯中，密封浸泡片刻后，频频饮服，亦可达到养生保健的目的。制成茶饮的花卉中，最为广泛且影响最大的是茉莉花茶，素有“在中国的花茶里，可闻到春天的气味”的美誉。花茶是我国特有的香型茶，是一种再加工茶叶，可以分为茉莉花茶、玉兰花茶等。就目前市场上来说，常见的花茶以茉莉花、玫瑰花等为主，还有少量的各种鲜花制成的花茶。花茶一般不经过加工，多为自然风干所得，或者直接浸泡。各种食用或药用的鲜花均可入茶，如治疗各种疮疖的鱼腥草茶、金银花茶、野菊花茶等，治疗高血压的菊花茶，治疗痔疮、高脂血症的槐花茶等。花茶与健康美容也有一定的联系，每一种花有其固有的保健效果及美容效果。例如：甘菊茶有健胃、促进消化、镇静等作用；丁香茶有抗氧化、促进消化杀菌等作用；洛神花茶有强肝、健胃、利尿、改善食欲不振等功效；金盏花茶有发汗作用，能缓解发烧、感冒的症状；接骨花茶有抗炎症、改善花粉过敏症等功效。除花茶外，将花卉制成饮品是最快捷、最省事的饮用方法。把采集的鲜花或晾干后的花卉，用开水冲泡，直接饮用，这种饮食方法最早见于陶渊明的诗句，“采菊东篱下，悠然见南山”，他所采的菊花不是回家观赏，而是饮服。清代安徽的锦章菊选送进皇宫，供皇帝饮用，也是流传至今的佳话。以鲜花为原材料的饮品，已经越来越普遍，目前上市的保健饮料已经有几十种，在市场上深受欢迎，特别是有美容功能的低糖低卡路里的饮料深受广大女性的喜爱。花卉饮料凭借其色泽艳丽、风味独特、低糖、低卡路里，且具有显著保健效果的特点，已经逐步成为饮料届的“领袖”，逐渐成为一种流行趋势。目前市场上已有的鲜花饮料有玫瑰花露、菊花露、桂花露等，被饮料行业看好的花卉原料还有白兰花、月季花、山茶花、白芍药花、赤芍药花、丝瓜花、韭菜花等，这些花卉饮料对多种疾病有很好的辅助治疗作用。花卉饮料不仅有花卉独特的芳香，还含有丰富的营养物质，如：氨基酸、脂肪酸、矿质元素及各种生物活性物质。因此，花卉饮料是时尚而营养的健康饮品。目前市场在售的花卉饮料，如茉莉花茶、茉莉清茶、茉莉蜜茶等，深受广大人民群众的喜爱。值得一提的是，将可食用的花卉用来酿酒在我国有着悠久的历史。饮花卉酒早在我国古代就已十分盛行：三国时期曹植的《仙人篇》里“玉樽盈桂酒”之句，就已证实那时的人有饮桂花酒的习惯；唐代李颀的《九月九日刘十八东堂集》又有“风俗尚九日，此情安可忘。菊花辟恶酒，汤饼茱萸香”之句，表述古人除了菊花酒外，还用其他花卉酿酒；战国时期大诗人屈原在《九歌》中“蕙肴蒸兮兰籍，奠桂酒兮椒浆”的诗句，证明当时便已盛行用桂花酿酒了。迄今为止，桂花酒仍然是我国流行的具有桂花味的一种高级酒类。菊花中可供食用的甘菊或白花菊，用来酿酒，清新可口。九月花开时，用菊花煮汁同曲米酿酒，至明年九月九日取饮，可辟不祥。

花卉酒是将花与水按照一定的比例进行调配，加入果酒酵母和白糖进行发酵制得，或者是将花和酒一起浸泡制得花卉酒。鲜花具有自己本身的独特香味，作为原材料制得的花卉酒，酒香浓郁，色泽艳丽，营养价值高，如枸杞酒、菊花酒、桂花酒、枣花酒等，其中桂花酒最为普遍且最受欢迎。金银花白酒含有多种对人体有益的元素，具有活血通脉、益气通络、行气止痛的功效，对风湿、关节痛、腰腿痛、跌打损伤等具有良好的治疗和保健作用。

第二节　食用花卉的药用价值

食用花卉被称为是“穷人的医生”，在我国民间，很早就有流传着“花中自有健身药”“百花皆是药”“无花不治病”的说法。

食用花卉不但营养丰富，具有食用价值，还具有较高的药用价值，有较高的医疗保健价值。《全国中草药汇编》一书中，列举了220种药物，其中花卉入药占1/3。现代研究表明，花卉含丰富的营养成分和药效成分，其中的生物活性物质对机体的各种生理功能和各器官系统的生理活动具有调节功能，对各器官系统的疾病均有良好的治疗作用。

中医学认为，鲜花对某些疾病有食疗效果。例如：玫瑰花有行气解郁，和血、止痛、益人容颜的作用；食用菊花中含有菊苷、胆碱、腺嘌呤、水苏碱等物质，还含有龙脑、龙脑乙酯、菊花酮等挥发油，对痢疾杆菌、伤寒杆菌均有抑制作用，对金黄色葡萄球菌等多种细菌有抑制和杀伤作用；白菊花有散热、明目、养肝之功；金银花具有很好的清热解毒功效，对于热毒病症，无论是瘟病、痈肿、疮疡、疔疖、毒痢脓血，疗效都较为显著；梨花则有清热化痰之功效；月季花有活血消肿、治疗疮痛肿痛之功效，和冰糖炖服可以治肺虚咳嗽；兰花有清肺热之功效；桂花有暖胃散寒的效果；夜来香花有益脑安神的作用；茉莉花有长发强肌之功能；桃花有养颜美容之作用；山茶花对痢疾治疗有奇效；凤仙花可治疗妇女经行疼痛；栀子花能清肺凉血；芍药能行血中气、敛阳柔肝；鲜百合、杏仁与粳米同煮，加白糖适量温服，能润肺止咳、清心安神，可治病后虚热，干咳痨咳；火龙果花具有预防便秘、促进眼睛健康、抗氧化、抗自由基、抑制痴呆症的功效。直接用来治病的花卉也颇多，如木槿花可治痢疾；凤仙花可治蛇伤、鹅掌风、痛经；月季花可治瘰疬；蔷薇花可治关节炎；桂花可治喘咳；密蒙花可治眼疾、风寒；鸡冠花可治疖肿；槐花可治高血压、痔疮便血；合欢花可治失眠；丝瓜花可治气管炎；梅花可除口臭治牙炎；梨花能润燥化痰；杏花可温补；牡丹花能平肝降压；荷花能清暑止血；辛夷花治鼻炎；绣球花治疟疾；蜡梅花止咳化痰；白茅花治鼻出血；迎春花消肿可发汗；参花泡茶可醒脑；丁香花治气管炎；昙花煎服治结核；柳絮花散热治牙疥；芙蓉花治肿毒恶症等。

许多花卉能分泌多种含有柠檬酸、百里香油、肉桂油、天竺葵油等的芳香物质，这些物质具有抗病毒、抑制和杀死多种有害微生物、调节中枢神经、松弛紧张情绪、增强免疫力的作用，使人舒缓心情、开窍醒脑、清心明目，治疗因心理紧张而引起的各种病痛。芳香油的气味和人的鼻腔内的嗅觉细胞接触后，通过嗅觉神经传递到大脑皮层，让人产生“沁人心脾”的感觉。不同颜色的花卉及不同品种的花卉含有的芳香油也有所不同，对人体所产生的功效自然也就不同。桂花含有大量芳香物质，气管炎患者闻之，能化痰、止咳、平喘，并有解郁的作用，可使人舒心畅志；萝卜花、南瓜花、百合花香对糖尿病人有益；蓑衣花香可治疗心脏病和气喘；百合、兰花的香气，能使人兴奋；豆蔻花可防治胃病；玫瑰花、茉莉花含有香茅醇、芳樟醇等，让咽喉痛、扁桃体炎的病人闻之有舒服感觉，对病情好转亦有裨益；天竺葵的花香对人体有安定、镇静、消除疲劳和促睡眠之功；菊花、金银花的香味，可使高血压的病人血压下降；薄荷的香味，能使人思维清晰；薰衣草花香，可治疗神经性心跳过速等。用一定剂量的花卉和其他花卉等配成验方，治疗效果更好。

利用花香治疗疾病这一方法，在国外也越来越受到大家的喜爱，并称之为“芳香治疗法”，据统计有 15 种花卉的香味对治疗心血管病、气喘病、高血压、神经衰弱等有较好的疗效。

食用花卉不仅在中药应用中占有重要地位，在西医临床应用中也十分普遍，如金银花、菊花、野菊花、鱼腥草、槐花、辛夷花、芫花、红花等的药用，在疾病防治中发挥了重要作用。东汉时期著名的医学家华佗使用的我国最早，也是世界上最早的麻醉药“麻沸散”，其主要材料就是洋金花的花瓣。

四川“长寿源”，河南南阳“菊潭”，居民长寿者偏多，皆因周围植有大量菊花，经雨水浸泡后，其生理活性物质流入潭中，居民常年饮其水而延年益寿。

长春花中可提炼出的长春碱和长春新碱，目前已广泛应用于治疗淋巴系统恶性肿瘤、头颈部鳞状细胞癌、白血病中。水仙和金银花的活性物质，以及甘草中的甘草甜素，有预防和治疗艾滋病的作用。菊花中提取的醇类物质有明显抗肿瘤效果。

第三节 食用花卉的美容价值

西方美容界经过长期研究发现，鲜花有抗衰老、减皱纹、养颜润肤等功效。食用鲜花，不仅能达到让身体散发幽香、美容养颜的功效，而且还可以使气血通畅，并有标本兼治、养生保健的作用。自古以来就有用花卉来养颜、乌发和抗衰老的生活方式。皮肤的颜色是美丽的重要标志，皮肤的黑白程度直接由身体黑色素的多少决定，减少合成黑色素的基础物质的摄入，即减少摄入含有酪氨酸的食物，就能减少体内黑色素的合成，从而有助于增白肤色。例如：红景天有抑制酪氨酸激酶活性的作用，能阻止黑褐色素沉着和黑褐色斑的生成，具有美白功效；雏菊花含丰富的香精油和菊色素，可有效抑制皮肤黑色素的产生，起到美白皮肤的作用；还有研究发现，虎耳草花、月见草、龙胆草、甘草等的萃取物能有效抑制黑色素母细胞的活跃程度，驱逐黑色素沉淀，从而淡化色斑。除此之外，古今中外，从民间到习惯，再到科学试验，芦荟被证实不仅具有药用价值，还有很好的美容功效，芦荟可收敛皮肤、增白、保湿、抑制黑色素的生成，对消除黑斑、雀斑有较好效果。传说埃及女王克利奥佩特拉的肌肤美丽动人，就是长期使用芦荟美容的结果。

清朝慈禧经常食用花卉，以起到美颜养生的作用。据记载，每年六月，在荷花盛开的季节，慈禧就令宫女们采摘最茂盛、美丽的荷花，将花瓣浸在鸡蛋、鸡汤调好的淀粉糊里，再炸至金黄酥脆作为点心食用。她还将玫瑰花捣烂，拌以红糖，制成花酱，涂在面食点心上，食后口留余香。由于慈禧经常食用鲜花，用鲜花美容、美发、润肤，她到暮年时肤发老而不衰。

鲜花美容疗法是鲜花疗法中最为时髦的方法之一，选择适当的花卉，制成面膜，敷于面部，每日 1 次，每次 30~60 分钟，通过花卉的治疗作用，来治疗面部皮肤疾病或用来美容是当今盛行的一种方法。宋代的《太平圣惠方》中，就有以杏花、桃花洗面治斑点的记载。时下各种美容面膜，如苹果面膜、草莓面膜、杏仁蛋清面膜等风靡一时，在带给人们美的享受的同时，也发挥了治疗疾病的作用。现代科学验证，杏花的美容作用与其含有抑制皮肤细胞酶活性的有效成分有关。欧洲医学研究证明，鲜花有调节人体激素分泌作用，可使红细胞增加，增强毛细血管壁致密性，并能延缓衰老。

第三章

食用花卉的开发利用现状

花卉不仅具有很高的营养价值，还具有多种药用价值及美容功效。从古至今，花卉食品在我国的开发利用从未间断，且趋于蓬勃发展状态。本章节主要从花卉饮品、花卉酒、直接食用的菜肴产品、复合花快餐汤类食品、功能性复合花卉保健食品、鲜花糕点、花粉和鲜花美容产品等方面介绍花卉食品的开发利用现状。

第一节 花卉饮品

花卉型饮料是近年来一种新型的天然饮料。这种花卉饮料不含刺激性物质，不仅颜色、香味令人赏心悦目，并且具有滋润肌肤、美容养颜和提神明目之功效，特别受到女性消费者的青睐。

较为常见且制法简单当属花茶，一般采用沸水冲泡 10 分钟左右即可饮用，例如菊花茶、玫瑰花茶、茉莉花茶、金银花茶、百合花茶、桃花茶、桂花茶、洛神花茶、薰衣草花茶及蓟花茶等，它们不仅生津解渴，还有着独特的香气，令人回味无穷。花茶是中国特有的一类再加工茶，一般为干制品。而为了最大限度地保留花卉中的维生素等营养物质及其新鲜度，也有研发者在花盛开时，采用人工采摘，配合其他果蔬采用鲜榨工艺制得花卉复合饮料，这类花卉饮料可以直接饮用，例如仙人掌饮料、玫瑰茄饮料、洋槐花饮料等。为了方便储存和携带，也有在花卉采摘后通过急速脱水干燥、超微粉碎以制成粉剂，从而确保原色原味及可速溶性和稳定性，用开水冲泡饮服，不掺入其他果汁，饮之爽口，浓郁不凡。总之，随着人们需求的变化，花卉饮品市场也呈现出了丰富多样性。

第二节　花卉酒

目前花卉酒主要有浸泡酒、配制酒和酿造酒三种。浸泡酒，即将花或花粉等浸泡于成品酒中而成，其关键在于花的粉碎、浸提和酒的品种选择，浸泡底物可有多种选择，如糯米酒、葡萄酒、啤酒等，目前选择糯米酒居多。配制酒，即将花卉浸提液或花卉香料与酒以一定比例调配，加入其他辅料配制而成的酒，酒的品种也有多种选择，配制灵活，工艺简单。酿造类花卉酒，即利用花卉与水按一定配比提取花汁，添加糖及发酵选用酵母（果酒酵母）发酵而成。花卉酒是一种新型的低度酒，有绿色天然，营养丰富特点，且具有多重保健功效。

花卉酒在我国古代就已盛行，《西京杂记》和唐代李颀的《九月九日刘十八东堂集》中就有菊花酒的记载。除菊花酒外，古代还采用其他花卉酿酒，如桂花酒、玫瑰酒等。发展到今天，有研究者采用在麦汁煮沸结束时添加一定量的酒花和菊花，并在清酒罐中添加菊花馏出液的工艺酿造啤酒，结果发现酿出的啤酒有色泽浅、菊花香气明显、持久挂杯、口味纯正、淡爽等特点，且具有很好的保健作用，市场反应良好，经济效益较高。比如：由北京葡萄酒厂生产的桂花陈酒在十几个国家和地区畅销，有“妇女幸福酒”和“贵妃酒”之称；1995 年蜂蜜桂花酒就已在江西投入生产；山东某公司研制成功的菏泽牡丹鲜花酒，花香温馨，酸甜适中，酒味清醇，为色香味俱佳的营养型保健美酒；半发酵型菊花酒系列及加工工艺早在1994年就申请了专利，牡丹鲜花酒在1997年申请了专利，花卉白酒和花卉葡萄酒在2000年也申请了专利。从古代的浸泡法到今天的酿造法，花卉酒的制备更加注重其口感和营养保健功效。

食用花卉营养丰富，种类繁多，为花卉酒的酿造提供了先天的优越条件。目前已知的品种有桂花糯米酒、菊花糯米酒、桂花蜜酒、玫瑰蜜酒、茶花酒、槐花葡萄酒、玫瑰酒、花卉香槟酒、景天枣玫瑰功能性酒等，每种花卉酒以其特有的营养价值及良好的口味、品质，赢得了消费者的青睐。

第三节 直接食用的菜肴产品

我国有着悠久的花卉烹饪历史，如宋代《山家清供》将花卉烹饪技艺单独列目记录，明代高濂《遵生八笺》之《饮馔服食笺》，清代顾仲之《养小录》，以及徐柯之《清稗类钞》等古籍均有记载花卉烹饪。此外，地方传统菜系中也有不少以花卉作为原料的菜肴，若将它们加以整理研究，可推出一席百花大餐。

食用花卉一般的烹饪方式分为油炸、炒、蒸、炖汤、煮粥等。油炸一般是将新鲜花瓣裹上面粉，放入烧热的油中炸熟即可食用，如炸玫瑰花、炸玉兰花、油炸万寿菊、油炸玉簪等，此类烹饪方式制得的花卉菜肴具有香酥脆嫩、色泽美观等特点。快炒是将新鲜花瓣洗净，汆水或不汆水，沥干，锅内烧油，加入大蒜爆香，倒入处理后的花瓣迅速翻炒，加入佐料调味即可。通常会加入猪肉、鸡肉、牛肉等畜禽肉一起炒制，这样制得的菜肴既有肉类的肥美、也兼得花卉的清香，外观色泽诱人，营养也更加丰富，如栀子花炒肉、鸡茸梨花、兰花兔扒、香玉鸡丝等。蒸制是利用水沸后产生的水蒸气为传热介质，使食物成熟的烹调方法。由于蒸制原料在加热过程中处于封闭状态，直接与蒸汽接触，一般加热时间较短，水分不会大量蒸发，所以具有含水量高，滋润、软糯、原汁原味、味鲜汤清、口感嫩烂等特点，既保留了菜的本色，又能防止营养流失。一般的花卉蒸制菜肴有花卉蒸鱼、花卉蒸鸡蛋、花卉糕点。炖煮是中国人为了最大限度地提取食物中的营养成分而发明的烹饪方式，一般采用保温效果良好的砂锅作为炖煮容器，将花卉（可是新鲜花卉，亦可是干制品）同鱼类、畜禽肉类或豆制品等食物一起炖煮，时间在 1 小时以上，以保证食物足够软烂，利于消化，同时更能将花卉中的营养成分充分溶出，增强菜肴的养生保健功能。常见的菜式有玉兰花鲤鱼、竹荪炖鸡、枸杞茉莉炖鸡、雪莲炖鸡、霸王花炖肉、桃花炖白鸽等，不胜枚举。花卉粥是将食用花卉与粳米、糯米、绿豆中的一种或几种原料混合，加水共同煮成粥，调味或不调味均可。花卉粥能将花卉中富含的植物激素、花青素、维生素和微量元素等营养物质充分保留，营养丰富，适应人群较广，常喝花卉粥还有美容养颜的功效。常见的花卉粥有丁香花粥、扁豆花粥、金银花莲子粥、百合花粥等，80% 以上的食用花卉均可做粥食用，简单方便，营养美味。

第四节　复合花快餐汤类食品

复合花快餐汤类食品是指通过食品分离技术，去除花卉中的苦涩味，再采用重组的方法，按照现代食品加工的要求进行不同口味与营养的组合，研究出色、香、味、形俱佳的汤菜类快餐食品。我国汤菜类快餐食品目前还较少，近年来食品业内人士呼吁，为了适应现代生活的需要，应大力加强汤菜类食品的研究与开发。有研究者发现，利用多种花瓣（即菊花 15%、槐花 30%，大百花杜鹃 20%，石竹花 5%，白刺花 18%，棠梨花 12%）复合搭配的快餐汤从感官、口感、风味上都较单一花瓣好，但在研究过程中，一般的汤菜类食品难以形成特色，因而目前没有理想的产品上市。将食品花卉开发成快餐汤类食品，既满足了市场需求，又充分利用了花卉资源，是可发展的、有特色的食品新产品。

第五节　功能性复合花卉保健食品

花卉食品有强心降压、扩张血管、降低血脂等药用功能。长期饮服花卉食品，对前列腺炎、前列腺肥大、糖尿病、肝病、术后体质恢复及神经衰弱病都有明显疗效。同时，花卉食品还具有帮助消化、保肝、抗溃疡、治疗便秘、抗辐射、抑制肿瘤生长、提高记忆力、提高人体免疫力、强身健体、延缓衰老的药理作用，是生产保健食品的优良原料。用花卉加工的功能食品食药兼优，除了有其天然的美学色彩外，还是集营养、保健为一体的理想产品。因此，研究开发功能性复合花卉保健食品将有广阔的应用前景。

例如菊花精、菊花茶、菊花清凉饮料已畅销往全国各地，长期饮服，可疏风明目、开胃提神。许多厂家开发生产的“桂花花茶”，饮之爽口，浓郁不凡。另外，近年来研制的花粉系列产品，服用方便、功效突出，很受广大人民欢迎。

利用鲜花的药用价值，结合我国“食药同源”的饮食文化，开发鲜花的功能性食品将是鲜花利用的最佳途径，目前应加快其研究进度，挖掘开发深度，让更多的花卉食品尽可能地全面释放其保健功效，走向市场。

第六节　鲜花糕点

糕点是指以米、面、豆类等为主要原料，配以各种辅料、馅料和调味料，加工成一定形状后，再用烘、烤、蒸、炸等方法熟制的食品成品。糕点在我国制作历史悠久，工艺精湛，加之各地所用的原料不同，口味各异，故而形成了众多的流派，其中主要有京式、苏式、广式、闽式、潮式、扬式、宁绍式、川式等。

将鲜花融入糕点，用精湛的手艺将两者完美结合，做出精致美味的糕点，人们在享用美食的同时，还能感受到鲜花的清香和美丽，体验味蕾和心灵的双重享受。以鲜花为原料制作糕点是食用花卉作为主食在我国最早的开发应用，唐代就有武则天在花朝节命令宫女采集百花，和米捣碎后蒸制成百花糕，分赐给群臣食用的故事；也有诗人白居易在其《九日登西原宴望同诸兄弟作》一诗中提到的菊花糕、茱萸糕。时至今日，鲜花糕点仍然是时令庆祝、祭祀祈福、走亲访友、饭后茶余必不可少的小吃点心。特别是在我国江南、云南一带，食用鲜花糕点就更为流行。江南翡翠青团是江浙一带的传统美味，草绿色的外壳散发着春天的气息，已成为当地男女老少清明必吃的糕点。宁波飘香桂花糕是用糯米粉、糖和蜜桂花为原料制作而成，颜色金黄、透明鲜亮、口感软绵，还夹杂着一丝清凉。另外，还有著名的玫瑰核桃糕、菊花糕、桃花糕、樱花糕、茉莉糕等。在江南，食用鲜花糕不仅是一种舌尖上的体验，更是一种文化体验。同时，为了迎合广大消费者的喜好，鲜花糕点也出现了多样化发展，市场上还开发出了鲜花汤圆、鲜花包子、鲜花水饺、鲜花春卷等。有数据显示，云南鲜花饼畅销国内外，2012 年至 2016 年云南鲜花饼产业年均增速在 30% 左右，2017 年鲜花饼产值达到 13 亿。

第七节　花粉

花粉是被子植物雄蕊花药内或裸子植物小孢子叶上小孢子囊内的粉状物。花粉体积微小、结构简单，但成分复杂，包含植物完整植株内所有的常量元素和微量元素。花粉是公认的唯一拥有完全营养素的食物，被视作理想“营养库”。花粉含有丰富的碳水化合物、蛋白质和脂类，常作为运动员的能量补充剂。此外，花粉富含多种其他营养素，如维生素 B 族、类胡萝卜素（叶黄素、β 玉米黄质、β 胡萝卜素等）、矿物质（铁、锌、钙、钾）和多酚。其拥有的多种活性物质使其有多重生物功能，如抗菌消炎、抗氧化、保肝护心、调节血糖、消除疲劳等。常见的松花粉就因含有核酸、黄酮类化合物、糖类化合物、胆碱、植物甾醇等活性物质而具有益气除风、收敛止血、养颜益寿、增强机体免疫力、调节血糖、血脂代谢、预防心血管疾病、改善肠胃功能润肠通便、保护肝脏、抑制肝癌细胞增殖、抗疲劳、抗肿瘤、抗炎症、抗氧化等保健功能。以松花粉为原料制作的松花酒和松花钙奶一经问世，就获得消费者的追捧与喜爱。花粉作为保健食品原料，在生产中被广泛应用，创造了巨大的经济价值。

中国有着悠久的花粉食用史，早在两千多年前松花粉就作为药食兼用的品种而被记载。目前，中国卫健委将油菜花粉、玉米花粉、松花粉、向日葵花粉、紫云英花粉、荞麦花粉、芝麻花粉、高粱花粉等 8 种花粉作为普通食品管理。目前生产实际中，油菜花粉、松花粉、蜂花粉已经被常规应用于食品、保健食品，花粉作为保健食品原料有着巨大的开发潜力和宽阔的开发空间。

第八节　食品工业中香料、色素等原配料

大部分花卉有着芳香郁人的香味，如玫瑰花、丁香花等。这些具有特殊的芳香的花卉可以提炼各种香精、香油等芳香物质，为食品工业提供天然香料的原料。利用现代技术提取花卉中的天然香料、非活性物质和天然色素，可用于食品工业、医药工业和化妆品工业，使其产品趋于天然健康化。花卉精油，是植物体内的一种代谢物质，通过蒸馏、压榨等方法提取出的具有香气的油性物质，可用于制作香水，具有除臭、添香的功效。常见的用于制作香水的花卉有栀子花、玫瑰花、桂花、香水月季、木槿花、茉莉花、蟹爪兰、烈香花、百合花、含笑花、九里香、米兰花、金边瑞香、薰衣草等。

植物色素在我国古代就有应用，例如在明代，宫廷和民间的一些时髦妇女利用紫草属植物的根皮染指甲进行装饰，还有将一些花卉的花瓣添加到菜肴和饭食中，流传至今的广西布依族五色花米饭，就是将密蒙花、红兰草、紫兰腾、板蓝根、枫树树叶和大米一

起煮制而成的。同时，植物色素在医疗保健（紫草素油剂产品可用治疗婴儿皮炎、湿疹、阴道炎、子宫颈炎等，也可治疗烧伤；花青素具有抗氧化防衰老、抗炎增强免疫力等作用）、化妆品（紫草素应用于面霜、乳液、发油、口红、唇膏等化妆品中）、染发剂（利用甘菊兰、苏木红、生姜、鼠尾草等提取物制成植物染发剂）的应用也十分广泛。

花卉色素是通过现代技术提取花卉中的有色物质，是天然色素、植物色素的分支。根据其化学结构可分为黄酮类化合物、蒽醌类化合物、类胡萝卜素类和卟啉类化合物。近年来，花卉色素除了为食品、化妆品等提供原料外，也被广泛应用于可食包装中，例如：采用天然花卉色素为硬质口香糖、压片糖果等食品提供其涂层色素，使其更健康；将花卉色素与可食膜有机结合，给人们提供了更具吸引力的感官色彩，在一定程度上增加了人们的购买欲；利用天然色素制成的可食墨水，具有无毒、色彩鲜艳、可食用等特点，还可以在食品表面刻出图案、文字等，已成为食品、医药包装的首选，这样的食品不仅可以提高对儿童的吸引力，还可以有效地减少食品包装领域因传统印刷而造成的污染；同时，天然色素在 3D 食品打印技术中的应用也在开发和推广中。

第九节　鲜花美容产品

美丽这件事，古代人和现代人虽有不同的见解，但追求美丽这个举动，却是亘古不变的。利用植物（花卉、中药等）驻颜、美容、保持青春早在我国晋代时期就有记载，著名道长葛洪的《神仙传》里就曾写道“草木诸药，能治百病，补虚驻颜，断谷益气”。“后宫佳丽三千人，三千宠爱在一身”的杨贵妃之所以能做到“回眸一笑百媚生，六宫粉黛无颜色”，除了与其本人天生丽质有关，还与她善于美容有关。她经常使用的“玉红膏”，便是以杏仁、龙脑、麝香、滑石、轻粉等为原料，用鸡蛋清调匀，每日早晨用以敷面，该方可以“令面红润悦泽，旬日后色如红玉”。一代女皇武则天在政治舞台上叱咤风云，不仅与其“富权略、善用人”有关，也与她的天生丽质，且善于化妆美容密切相关，其美容秘方“天后炼益母草泽面方”被收入《新修本草》。其方为每年五月五日采益母草全草，晒干，捣碎为末，用面粉加水和成团，晒干后放入炉中烧炼，完成后倒入瓷钵中研成粉末，每次取益母草灰十两，加滑石一两，胭脂一钱，研匀用以揩洗面部。此方能“驻颜泽面，减少皱纹，长期揩洗，颜面如玉色”。清朝慈禧同样是一位十分讲究养生美容的女性，每天清早除了喝一杯奶、吃一茶匙珍珠粉外，还要用春天采摘的鲜桃花浸泡的“花液”涂抹面部。同时，慈禧还注重食补美容，尤其喜好具有润肤悦颜、安魂养神、宁心补脑的茯苓和人参，常吃茯苓饼和人参用以增补元气、调理气血和保持容颜。从古代悦颜方里不难看出，植物花卉扮演着重要角色，那是因为花卉中含有抗氧化物质，可延缓衰老、美容养颜。

在现代，人们更是利用先进技术提取花卉中的有效成分，用于美容产品的研发。例如：生长在高寒和强紫外线照射地域的红景天，可以很好地吸纳水分和保湿；红景天中的红景天素和红景天苷具有抑制体内胶原蛋白分解，使尿内羟脯氨酸排出减少，抑制皱纹生成的功效；同时，红景天具有抗微波、紫外线辐射作用，能抑制日晒引起的炎性反应，促进新陈代谢，调节皮肤排泄和吸收能力。此外，红景天有抑制酪氨酸激酶活性的作用，故能阻止黑褐色素沉着和黑褐色斑的生成。所以，目前市面上推出了多款具有养肤美白、淡斑除皱、保湿补水功能的红景天面霜、乳液和精华水等美容产品，深受消费者喜爱。

西红花又名藏红花，不仅是一种名贵中药材，还是制作化妆品的重要原料，具有很好的美容作用。西红花有显著的排毒作用，能清理人体内积存的多种毒素，促进身体代谢，可以起到细嫩肌肤和滋养肌肤的重要作用，能有效淡化色斑和预防皱纹生成，也能有效提高皮肤的抗氧化能力，预防皮肤老化。西红花具有的补气益血作用，能改善面色暗黄等症，经常服用会让面色红润，皮肤也会变得越来越有弹性。西红花中的碱性成分进入人体以后，可以净化血液，清理人体内的胆固醇，也能加快人体的脂肪代谢，起到减肥健身的重要作用。目前市面上常见的有西红花精油和精华液等美容产品。

玫瑰，有“花中之后”之称，利用其护肤美容已经是喜闻乐见的事。玫瑰富含的维生素 C 是最有效的抗氧化物质，可以帮助肌肤抵抗衰老。玫瑰中的糖具有强大的保湿和锁水功能，对于干燥的肌肤，能够起到显著的保湿和锁水效果。玫瑰可以通过抑制肌肤过多油脂的分泌，达到收敛肌肤和紧致毛孔的作用，改善皮肤粗糙等问题。玫瑰的香味是舒缓情绪的绝佳武器，其富含的香茅醇、橙花醇、丁香油酚等成分能够让玫瑰花散发出淡淡的清香，给人恬静安宁的感受。人闻后能够舒缓紧张的情绪，进入放松状态，消除心理压力，从而给护肤提供良好的心理状态，提升护肤美肌的效果。所以，玫瑰常被作为原料添加到面霜、面膜、精华液和精油等各种美容产品中。

花卉美容产品除以上列举的几种外，还有很多。如：利用芦荟的美白保湿、祛斑、滋养肌肤、补水、晒后修复等功效研发的芦荟胶、芦荟面贴膜、芦荟保湿霜等；菊花中的香精油和菊色素能有效地抑制黑色素的产生，并能柔滑表皮细胞，从而起到祛斑除皱、延缓肌肤老化等美容养颜功效，市面上以墨菊补水露、菊花排毒养颜茶为主。

第四章 食用花卉发展存在的问题

食用花卉顾名思义，就是可以食用的花卉植物。在世界的许多地方，食用花卉作为一种改进食物外观、增加口味的一种植物，从传统的烹饪、加工生产到现今形形色色的饮食文化，一直出现在人们的视野中。比如黄花菜在东南亚等国家已经有几千年的食用历史。在古罗马和古希腊时代，人们把很多花卉用作菜肴的增味剂，在烹调时添加到派、煎蛋等食物中。在中世纪的法国，金鸡菊花用来拌沙拉食用。在欧洲，藏红花、紫罗兰用来做糖、糕点和各种药剂的着色剂。二战期间，英国用玫瑰花制作果酱来代替水果、蔬菜补充维生素。我国有历史悠久的花卉食用历史，在长期的生活实践中也诞生了不计其数的花卉食用方法。中国有食用史的花卉品种很多，如菊花、百合、芦荟、玫瑰等，在人们日常生活中经常用到的就有 50 余种。传统中医药学也提供了大量的花卉食用实例。

第一节　缺少食用花卉专用品种，种植规模较小

花卉产业是指将花卉作为商品，进行研究、开发、生产、贮运、营销及售后服务等一系列的活动内容，现如今花卉产业主要是以观赏花卉为主。花卉产业在资本加持下，借力现代生物技术、科学的栽培技术，以及电子商务和高速物流，实现了高速发展。世界花卉业以每年平均 25% 的速度增长，中国已成为世界上花卉栽培面积最大的国家。据世界花卉行业专家预测，从 21 世纪开始，全球每年特种花卉的消费市场平均约为 1000 亿元人民币，足以见花卉市场发展前景广阔。然而，食用花卉面临着技术资金投入少、缺少专用品种、种植模式落后规模小、产业链不完善的问题，都极大制约了食用花卉的发展，造成这个局面主要有以下几点原因：

1　缺少食用花卉专用品种

目前，我国食用花卉主要有以下 4 个来源：①明确可以食用的花卉，种类有 100 多种；②获得国家承认的、具有新资源证书的花卉；③民间流传的、有食用经验的花卉；④获得国家专利的食用花卉。以上来源的食用花卉主要为天然品种，缺少根据食品特点驯化育种的专用品种。法国已有成形的食用花卉农场，专门改良、培育

可食用的花卉新品种。日本在食用菊花方面的研究也较为深入，对菊花品种的特性保持、防止品种退化及新品种繁育进行了深入的研究，据悉日本农林水产省已制定了长期发展食用花卉的计划。

2 资金门槛高，技术难度大

食用花卉从种植到销售，过程时间长，中间环节多，收益周期长。前期需要相当的资金，否则很难保证种植的顺利进行。食用花卉种苗不但价格高，还对气候环境要求高，尤其在北方地区种植控制温度较为困难，还需要建造大棚。当前，市场上大部分食用花卉都是南方种植的。一些高价值的名贵食用花卉的栽培技术难以掌握，甚至部分品种种植技术仍不成熟，都极大地增加了种植风险，限制了种植规模。

3 市场偏小众、售价高，消费者接受度不高

由于种植花卉投入大，可供食用花卉的产量有限，许多企业对花卉食品产业持观望态度，一般向消费者提供花卉食品的都是一些中高档的餐馆或会所，售价较高，普通消费者即使有心尝试也会对高昂的价格望而却步，导致食用花卉的消费人群偏窄。在欧美一些国家和地区，被用来加工的鲜花数百种之多，开发了种类繁多且极具特色的花卉食品。在我国，除了玫瑰、菊花、桂花等食用花卉的开发较为深入外，其他食用花卉的产品仍缺少开发，导致人们对食用花卉产生了品种单一、种类稀少的刻板印象，消费者对食用花卉接受度不高。

第二节　缺少对食用花卉营养价值的量化分析

近年来欧美一些国家兴起食花热，认为花食是现代人最新膳食营养的搭配，日本把菊花视为“优质、无虫害的花瓣蔬菜”，在法国、意大利、新加坡等国食用花卉已成为新的饮用时尚，我国更是有着悠久的花卉食用历史，屈原就在《离骚》中就有“朝饮木兰之坠露兮，夕餐秋菊之落英”句子。

食用花卉具有极高的营养价值。花是植物生长代谢十分旺盛的器官，其中含有多达 20 余种氨基酸，27 种常量和微量元素，14 种维生素、蛋白质、脂肪、糖类等营养物质。蛋白质含量和人体必需氨基酸占总氨基酸含量较高，与大豆和畜禽肉相当。有学者研究了 15 种食用花卉中的氨基酸发现：各花馔的氨基酸含量不等，占食用干物质的 6.00% ～ 29.45%。其中人体必需氨基酸占总氨基酸含量的 29.50% ～ 42.60%，而高蛋白植物大豆仅为 33.59%，鸡肉为 37.93%，可见花馔中所含人体必需氨基酸所占比例之高，儿童必需氨基酸占总氨基酸含量 2.28% ～ 12.00%。玫瑰花素有“维生素 C 之王”之称，维生素 C 含量可达到 2000mg/100g，远超猕猴桃中维生素 C 含量。每 100g 鲜菊中含有糖分 4.8g、蛋白质 1.9g、脂肪 0.9g、钙 60mg、纤维素 0.23mg，营养丰富。据测定，桃花、玫瑰花、金银花、菊花中铁含量是大白菜的 2 ～ 12 倍。

食用花卉的保健药用价值很高。花卉中含有 80 余种活性蛋白酶、核酸、黄酮类化合物等活性物质，这些成分被人体吸收后能够促进人体的新陈代谢，补充人体能量，调节人体生理机能，增强体质，利于人体健康。食用花卉植物中的纤维素可以增加胃肠蠕动，部分化合物很多具有抗氧化活性，并具有显著的抑制自由基作用，可帮助清除人体体内的自由基，防止和减少癌症的发生。部分食用花卉还有一定的药用功效，在中医药领域已有十分丰富的应用经验。《全国中草药汇编》一书中，列举了 2200 多种药物，其中花卉入药约占 1/3。有学者研究发现铁皮石斛花中含有的功效成分与铁皮石斛茎相似，在大鼠饲料中添加 0.1% ～ 0.3% 的铁皮石斛花可以有效降低“饮食不节”致高血压大鼠的血压。研究显示，乙醇提取得到的鼓槌石斛花总黄酮可以清除羟自由基和 DPPH 自由基，清除效果均显著优于二丁基羟基甲苯。研究发现合欢花总黄酮可以改善抑郁模型大鼠抑郁行为，具有抗抑郁功效，其作用机制可能与拮抗海马 CA3 区神经元凋亡有关。

我国有丰富的食用花卉资源，目前利用的还非常有限，其中只有很少部分被开发为食用花卉，食用花卉中又仅有很少一部分开展了较为深入的营养价值量化分析。缺乏营养价值的量化研究，制约了多种花卉的组合利用及营养价值功效的最大最优利用，不利于花卉食品的深入开发和利用。

食用花卉营养价值量化分析的缺失也是影响食用花卉推广的一个主要障碍。食用花卉的营养保健功能已得到广泛的认可，但具体到哪些花卉可以食用，每种花卉都有哪些功效成分，具体的用法和用量等目前仍未有清晰的认识，并且缺乏推荐食用花卉的营养价值和保健功能的专业人士。因此，人们难以全面地了解到花卉的营养价值和保健功能，致使无法激发大众对食用花卉的消费愿望。

第三节　食用花卉的保鲜问题没有得到很好解决

由于气候条件影响，我国花卉资源主要集中在南部地区。例如，云南得益于独特地理地质条件，花卉资源尤其丰富。有相关研究报道了云南的303种食用花卉，它们分别属于4个科，178个属。其中广泛分布或栽培的70种，热带地区118种，亚热带地区93种，温带及寒冷地区22种。这为食用花卉的开发利用提供了丰富的物质基础，同时也引出了新鲜食用花卉的运输保藏难题。

商品花卉生产通常包括三大环节，即育种、栽培和采后。由于我国整个花卉业起步晚，到目前为止，我国花卉产业的投入主要集中在种源的引进、生产基地建设、栽培设施和设备的引进上，而花卉采后方面的投入却相对较少。与投入相对应的，我国花卉产品的质量得到明显的改善，得到国内外的认可。与此同时，花卉采后保鲜技术却未取得长足的进步。

保鲜储存技术的落后导致严重制约食用花卉发展的两个问题：

一是营养价值和保健作用的降低。食用花卉和其他蔬菜水果一样，衡量其品质的重要指标之一就是新鲜度。大多数的食用花卉在乡村生产，但消费群体大部分在城市，因此食用花卉食品很难现采现做。花卉的营养成分保留的多少很大程度的取决于花卉的新鲜程度。如果是烘干或晾晒的花卉，必然会流失一部分营养物质，降低了花卉营养价值与保健作用。

二是食用花卉储存运输损耗大。食用花卉属于鲜活易腐商品，从采收到消费的各个流通环节，从数量到质量上都不可避免地产生一定的损耗，影响其食用价值。一些技术发达国家如荷兰、美国、日本、以色列，损耗率较低，通常低于 20%；而我国，损耗率普遍很高，通常在 30% 以上。过大的损耗，直接提高了食用花卉生产成本和销售价格，不利于食用花卉市场发展。

目前应用于花卉的保鲜贮存方式主要有低温配合最适湿度贮存、气调贮藏、保鲜剂的应用。考虑到食用花卉的特点，观赏花卉的保藏技术不能直接应用到食用花卉上，例如保鲜剂的使用基本无法用在食用花卉上。食用花卉保藏的最佳的贮存方式可能为低温控湿与气调贮存相结合的方式。由于我国经济的高速发展和基础设施的不断完善，近年来冷链运输和气调贮存在我国已经取得了广泛的应用，但应用于食用花卉保藏的研究成果还比较少，特别是花卉习性存在较大差异，需要对每类花卉特别优化，也增加了研究难度。食用花卉保藏运输也对人员设备提出了较一般花卉更高的要求，也必然存在成本增加的问题。综上，目前落后的保鲜技术研究也是限制食用花卉发展的一大难题。

第五章

食用花卉的开发前景及发展方向

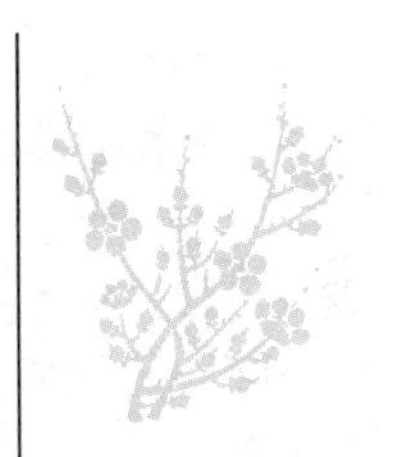

随着人们生活水平的提高，人们不仅要吃饱、吃好，还要吃得营养、吃出健康。因此，具有特殊芳香气味、丰富营养价值和保健作用的食用花卉便成了餐桌上的“时尚”元素。美国和日本流行“花卉大餐”，东欧的一些国家常食玫瑰花调制的果酱，东南亚国家用罗勒等香草制作特色菜肴。在食用花卉成为“时尚”食品原料的今天，无论是内销还是出口均有远大的前景。

第一节　利用花卉天然的营养价值和药用价值制成食药兼用的食品

食用花卉历史悠久，在我国古代就有其记载。在古代，食药用花卉往往与饮食文化密切相关，饮食文化不仅可以反映既定时期的物质生活状况，还能折射出当时人们的精神需求与社会文化的发展。随着商品经济的发展，至宋代，我国食药用花卉的利用达到鼎盛时期，这与宋人提倡的素食、食粥、药膳、饮酒、饮茶、羹汤等饮食养生方式密不可分。

经过几百年的历史演变，人们对食用花卉的利用仍停留在茶饮、羹汤及食粥等方面，缺乏花卉资源挖掘与文化引导，产品与市场开发能力不足。我国虽然拥有悠久的食用花卉文化历史，形成了完善的花卉饮食文化体系，但由于缺乏深入挖掘与研究，丰富多彩的花卉饮食形态逐渐消失，这也从一方面导致了食用花卉消费动力的不足。另外，食用花卉行业存在信息网络体系不健全、信息不对称、企业营销手段缺失、无法建立完善的营销服务体系、市场开发能力较弱等问题。据调查，目前我国食用花卉资源开发比例不足三分之一。大量品种还处于自采自食就地销售状态，还有些品种如梅花、玉兰、蜡梅等更多作为观赏花卉，食用只是附属价值，其食用价值并未得到充分利用及开发。

所以，在当今，为了寻求食用花卉产业的发展，人们应充分利用食用花卉中的芳香物质、天然色素、营养物质及生物活性成分，采用先进的生产加工技术，制得具有较高营养价值和药用保健价值的食品。如闻名遐迩的玫瑰鲜花饼，就是因玫瑰花富含挥发油、多糖、没食子单宁、生物碱、维生素、氨基酸、微量元素和黄酮类物质，具有很高的营养价值和药用价值，故以低筋面粉和糯米粉为原料，添加玫瑰花、黄油和白砂糖制得层次清晰、脆而不碎、香酥适口的玫瑰鲜花饼，有理气活血、保肝护胃的功效，是一款老少皆宜、食药兼用的休闲食品。云南省食品行业协会的调研数据显示，云南鲜花饼年产量达到 1 万 5 千吨，销售额高达 10 亿，可见当食用花卉加工成产品，形成产业后，将成为当地经济的有力增长点，带动花农创收致富。

又如金银花露便是利用金银花中的绿原酸、挥发性成分芳樟醇及黄酮类成分木犀草素等，采用水蒸气蒸馏而成的一个食药兼用之饮品，具有清热解毒的功效，一般用于暑热、口渴及小儿胎毒。还有大家耳熟能详的凉茶大王“王老吉”“加多宝”等产品，主要就是利用菊花、金银花、夏枯草和甘草等原料中富含的黄酮类物质，起到清热解毒、抗氧化、抗病毒等作用，可以缓解咽喉肿痛、发热、口干等症状。

第二节　创新制作工艺，丰富花卉新食品的食品结构和种类

在我国花卉食品的深加工还处于起步阶段，对花卉的利用只是直接食用或粗略加工，如花卉中药、花酒、花卉粥和花卉保健茶等。而自然界中绝大多数花卉都具有时令性，且保存期限短，一般的加工方式存在不利于花卉产品的流通，市场面较窄等缺点，故在大力开发现有的、已具一定加工技术和规模的花卉食品的同时，要不断创新制作技艺，开发出各种类型的花卉新食品，生产更多的花卉食品，使食品结构和种类更加丰富。

花卉腌制食品：腌制食品主要是利用食盐（或白砂糖）的高渗透压作用、微生物的发酵作用及蛋白质的分解作用制得。自然界中的食用花卉大多具有时令性，保存期限短，通过腌制不仅能改善风味，且能有效抑制有害微生物的繁殖，从而有利于产品的储存。同时，在腌制和后熟过程中，食用花卉中的蛋白质在微生物的作用和蛋白质水解酶的作用下，逐渐被分解成具有一定鲜味和甜味的氨基酸，使花卉腌制食品风味更独特，营养更容易吸收。如凤仙花、鸡冠花、桔梗、槐花和菊花等的腌制。

花卉调味品：调味品是指能够增加菜肴的色香味、提高菜品质量、有益人体健康的佐餐食品。随着人们饮食的多元化，传统单一

的口味已经无法满足消费者的味蕾，因此人们的饮食越来越离不开调味品。随着调味品行业的发展，第一代（单味调味品）、第二代（高浓度及高效调味品）、第三代（复合调味品）已经不能满足人们的需求，随之而来的是第四代调味品即纯天然调味品的应运而生。食用花卉作为兼具色、香、味、营养、功效为一体的纯绿色食品，加工成花卉调味品将具有广阔的前景。如迷迭香花中因含有优良的抗氧化剂和迷迭香精油，被广泛应用于肉类、家禽和烧烤等美食的制作中，是不可多得的花卉调味品。

鲜花罐头：罐头是指原料经处理、装罐、密封、杀菌或无菌包装而制成的食品。罐头食品是一种特殊形式的食品保藏方法，因其无菌，常温下能长期存放，且便于携带、运输和贮存，节省烹调手续，克服了食品品种供应的季节性和地区性限制，备受消费者喜爱。花大多生于春天，与其他食物资源相比，生长期短，且遭受的农药、化肥污染较轻，因此利用鲜花加工成罐头食品具有很大的优势。如有研究者取玉兰花花蕾，用清水浸泡 10 分钟，轻轻漂洗沥干，然后放入 0.07% 异维生素 C 钠和 0.5% 柠檬酸溶液中浸泡 30 分钟护色，后用 0.3%$CaCl_2$ 保脆 3 小时，最后进行灌装、排气、密封和杀菌制得玉兰花罐头。同样，以相似的方法亦可制得洋槐花、梨花和芍药花罐头。

花卉饮料：草本饮料是指以植物（包括可食的根、茎、叶、花、果、种子）或其提取物为原料，添加或不添加其他食品原辅料和（或）食品添加剂，经加工或发酵制成的液体饮料，如凉茶、花卉饮料等。花卉型饮料是近年来一种新型的天然花卉饮料，这种花卉饮料不含刺激性物质，不仅颜色、香味令人赏心悦目，而且具有滋润肌肤、美容养颜和提神明目的功效，特别受到女性消费者的青睐。一般制作工艺是在花盛开时，采用人工采摘，然后急速脱水干燥、超微粉碎，最大程度的保留原色原味，从而确保可速溶性和稳定性，这样制成的花卉粉剂用开水冲泡，饮之爽口，浓郁不凡，也有的花卉饮料可以直接饮用。有研究者以玫瑰花、菊花、甘草、绿茶为原料，通过正交实验得出最佳配方：3% 的玫瑰花浸提液，8% 的菊花浸提液，3% 的甘草浸提液，5% 的绿茶汁与 7% 的菊花花瓣，甜味剂 3%，蜂蜜 0.5%，柠檬酸 1.0%，再加入复合稳定剂进行调配。最终制得的玫瑰花菊花甘草复合悬浮饮料色泽美观，甜酸滑爽，风味独特，低脂肪、低热量、营养好、具有一定的保健功能。

鲜花奶制品：奶制品指的是使用牛乳或羊乳及其加工制品为主要原料，加入或不加入适量的维生素、矿物质和其他辅料，使用法律法规及标准规定所要求的条件，经加工制成的各种食品。具有营养全面丰富、人体好吸收等特点。有研究者以全牛乳、白砂糖、玫瑰花酱和发酵型益生菌为原料制得玫瑰风味酸奶，不仅营养丰富，且色泽宜人、口感顺滑，更受青少年及女性朋友的青睐，丰富了酸奶市场。

随着经济的发展、科技的进步、人民生活水平的提高，对食品市场需求的也逐年增长，促使一些新型食品产业的发展，以上罗列的几个品种只是食品生产加工、消费市场的冰山一角。同样，还可利用鲜花制成糖果、冷冻饮品及其他花卉产品，丰富整个花卉食品市场。

第三节　利用高新分离技术提取花卉中有效成分将成为花卉利用的重要途径

花卉除了可以作为食品原料外，还可以提取精油、食用精油、色素、食用香精及其他生物活性、非活性成分，这些成分是优质无副作用的。目前人们已经认识到花卉在保健、工业等方面的多种功能，挖掘这些功能进行花卉产品的深加工，能够很好地提高花卉的附加值获得高额利润，所以，开发花卉工业及其他用途将会是今后花卉产业发展的一个趋势。

目前高新分离技术在食品工业、化妆品行业和中药产业等领域应用越来越广泛，在提取分离上发挥着重要作用。主要包括超临界流体萃取技术、分子蒸馏技术和膜分离技术。

超临界流体萃取技术是以超临界流体代替常规有机溶剂对目标组分进行萃取和分离的新型技术，具有萃取效率高、传递速度快、选择性高、提取物较干净、省时、减少有机溶剂及环境污染等优点，适合于挥发油等脂溶性成分的提取分离。超临界萃取技术的常用溶剂为二氧化碳，安全无毒且可循环利用。食用花卉中含有丰富的挥发油成分和色素，可以通过此分离技术提取获得，下面以玫瑰精油的提取为例进行介绍。

先将玫瑰花瓣打碎溶解在低温高压的超临界二氧化碳流体中进

行萃取，之后再对体系减压、升温分离出产品玫瑰精油。研究者利用二氧化碳超临界二次萃取方法提取玫瑰精油，并研究了温度与压力对精油得率的影响，得到了符合食用等级的优质玫瑰精油，得率大约为 0.10%～0.12%，远高于生产中常用的其他方法。由于这种方法不需要在高温下提取，保持了玫瑰花的主要天然成分，把一些高沸点、热敏性的物质也萃取了出来，完全保留了玫瑰花的香味，此法常用于高档精油的提取生产，如薰衣草精油、橙花精油、蜡梅花精油、牡丹花精油、茶花精油等。

分子蒸馏技术是指在高真空的条件下，液体分子受热从液面逸出，利用不同分子平均自由程差导致其表面蒸发速率不同而达到分离的方法。具有温度低、防止物料氧化、受热时间短、分离程度高、无毒无害纯净安全、多级分子蒸馏产率较高等优点。有研究者采用亚临界萃取工艺制取玫瑰浸膏，再用分子蒸馏技术进行纯化分离，最终得到了香气纯正接近天然花香的玫瑰精油。薰衣草精油具有抗惊厥、镇静作用，其香味能增进食欲增强身体健康，并有抗氧化功效，但已有的水蒸气蒸馏法、有机溶剂萃取法或超临界 CO_2 萃取法都存在各自的缺点，有的提炼纯度不够，有的成本太高。为此，有研究者用水蒸气蒸馏法从薰衣草正在开放的花序中提取粗精油，再采用分子蒸馏技术精制得到薰衣草精油。再如高端精油橙花油，具有缓解敏感、扩张血管、催情、安抚心灵等作用，同时，孕妇也可以使用橙花精油按摩腹部，用以预防和治疗妊娠纹。但目前国内较为常见的蒸馏法和溶剂萃取法具有破坏热敏性香气成分和提取效率低、杂质成分较多等缺点，大约每 1000 公斤鲜花才能提炼出1公斤橙花精油，故有研究者采用超临界CO_2萃取结合分子蒸馏提纯技术对橙花精油制取工艺进行了研究，结果精油得率达到12.73%，含有近50余种化学成分，且具有精油香气更接近天然，无溶剂残留等优点。

膜分离技术是以选择透过性膜作为分离介质，通过膜两侧施加某种推动力使得原料侧组分有选择性地透过膜，从而达到分离、提纯和浓缩的目的。具有分离条件温和、无相态变化、无化学变化、选择性好、适应性强和能耗低等优点。常应用于酒类加工、果胶的提纯浓缩、果蔬汁的澄清及浓缩、豆制品的加工等。结合膜分离技术的消毒杀菌作用，将其运用到鲜花饮的生产制作中，可以防止加热灭菌引起的营养成分破坏，最大限度地保证产品口感和营养。例如，向日葵提取物具有消炎抑菌和修复作用，能缓解及修复因过敏炎症导致的机体损伤，提高机体的免疫力，传统浓缩技术难以保证功效成分的活性不被破坏。利用膜分离技术对向日葵初提液进行分离浓缩，可显著提高提取物功效成分的浓度并保证活性。

随着科学技术的不断发展和人民生活水平的提高，人们逐渐意识到合成色素、合成香精香料中一些品种含有对人体有害的成分，而天然色素、天然香精香料安全性更高，且很多天然色素还含有人体必需的营养物质，加上我国地域辽阔，花卉资源十分丰富，自然界中花卉色素、香精香料种类多，数量大。由此可见花卉天然色素、天然香精香料的开发具有很大潜力。所以利用高新分离技术提取花卉中的天然色素、天然香精香料将成为花卉开发的另一重要途径。

第六章
92种食用花卉

近年来，随着人们物质生活水平和精神文化的不断提高，消费者选用食材时更加注意食材的养生保健、减肥美容等附加价值，于是具有特殊的芳香气味、丰富的营养价值和保健作用的食用花卉便进入广大消费者视野，进而成了餐桌上的花卉佳肴。食用花卉已成为新的消费潮流，市场前景十分广阔。本章节总结了92种食用花卉的来源、药理作用、性味归经、功能主治及多种常用食疗方，并详细列举了食疗方的组成治法、保健功能及适用人群，以期为可食用花卉研究的逐步深入提供基础，更好的为人类的生活与建康服务。

一、丁香

【来源】本品为桃金娘科丁子香属植物丁香 *Eugenia caryophyllata* Thunb. 的干燥花蕾。别名：丁子香、支解香、公丁香。

【化学及营养成分】主要含丁香酚、丁香烯、丁香酮、庚酮、水杨酸甲酯、苯甲醇、苯甲醛等成分。

【药理作用】具有促进胃液分泌、镇痛、抗炎、抗惊厥、抗菌、抗血栓形成、抗腹泻、利胆等作用。

【性味与归经】辛，温。归脾、胃、肺、肾经。

【功能与主治】温中降逆，补肾助阳。用于脾胃虚寒，呃逆呕吐，食少吐泻，心腹冷痛，肾虚阳痿。

【花季】9 月至次年 3 月。

【注意事项】不宜与郁金同用；热病、阴虚内热者及孕妇均忌用。

1 丁香酸梅汤

【来源】《中国药膳》。

【组成】丁香 5g，乌梅 500g，山楂 20g，陈皮 10g，白砂糖 500g，桂皮 1g。

【制法】乌梅、山楂逐个拍破，与陈皮、桂皮、丁香同装纱布袋中，扎口，放锅内，加水 2500mL，武火烧沸，文火熬 20 分钟。去药袋，关火静置沉淀 15 分钟，滗出药汁，加白砂糖。

【保健功能】生津止渴，宁心除烦。

【临床应用】适用于夏季暑邪引起的暑热烦闷、食欲不振、口干舌燥等症。

【用法】代茶饮。

2 丁香橘皮茶

【来源】《花卉养生饮食》。

【组成】丁香 6g，橘皮 15g，蜂蜜 5g。

【制法】将丁香、橘皮、蜂蜜一同放入锅中，加适量清水，大火煮沸后改用文火熬 20 分钟，取其汁饮用。

【保健功能】温胃散寒，理气止痛。

【临床应用】适用于胃寒兼见胃痛、呃逆等症。

【用法】代茶饮。

3 丁香乌梅茶

【来源】《食花・花疗宝典》。

【组成】丁香 6g，乌梅、山楂、辣蓼各 15g，白砂糖 5g。

【制法】将丁香、乌梅、山楂、辣蓼、白砂糖一同放入锅中，加适量清水，大火煮沸后改用文火熬 20 分钟，取其汁饮用。

【保健功能】温中止痛，涩肠止泻。

【临床应用】适用于肠炎、痢疾。

【用法】代茶饮，饮用时加糖调味。

4 丁香吴茱萸茶

【来源】《花卉养生饮食》。

【组成】丁香、吴茱萸各15g，甘蔗汁、生姜汁各适量。

【制法】将丁香、吴茱萸共研细末后，加入甘蔗汁、生姜汁，加水200mL，调成茶饮。

【保健功能】温胃止呕，祛风止痛。

【临床应用】适用于胃寒呕吐、脘腹冷痛。

【用法】饮服或含咽。

5 丁香花饼干

【来源】论文“丁香花暖胃保健饼干的配方及工艺优化”。

【组成】低筋粉100g，丁香花5g，陈皮（或山楂、红枣）15g，酥油19g，红糖38g，碳酸氢铵0.47g，碳酸氢钠2.53g，饴糖4.67g，奶粉5.93g。

【制法】陈皮、丁香花制成粉末，酥油和红糖提前用微波炉加热融化制成混合溶液。先将低筋粉、酥油红糖混合液和奶粉混合均匀，适量水溶解碳酸氢铵和碳酸氢钠，与饴糖一并加入，然后陆续添加丁香花粉、陈皮粉（或山楂粉、红枣粉），调成光滑的面团。静置半小时后，用饼干模具将面团制成各种自己想要的形状，在已做好形状的面饼上用牙签扎上一些均匀的小孔，以防止烘烤时饼干起泡，上烘箱，上火190℃，下火180℃，烘烤7分钟。取出后立即刷上一层薄油，待冷却后即为成品。

【保健功能】温中补虚。

【临床应用】适用于中焦虚寒证，症见胃寒呕吐、食少纳呆等。

【用法】直接食用。

6 丁香豆腐

【来源】《花卉养生饮食》。

【组成】丁香 1g，豆腐 200g，绿豆芽 100g，植物油 150g，海米、葱、姜、清汤、料酒各 10g，精盐、花椒油适量。

【制法】把豆腐入笼蒸 5 分钟，取出凉透，切成 1 厘米见方的小块，再对角划 2 刀，呈 4 个小三角形。绿豆芽掐去根，洗净沥去水分。海米剁碎，葱、姜切末。炒锅放油，置旺火上，烧至七成熟时，加入豆腐，炸成金黄色。另取炒锅加油烧热，加入葱、姜末，炒出香味，倒入绿豆芽、丁香，加精盐，翻炒几下，烹上料酒，倒入豆腐，海米末，清汤，翻炒几下，淋上花椒油即成。

【保健功能】醒脾和胃。

【临床应用】适用于食滞胃脘证，症见脘腹胀满、不思饮食等。也可用于高脂血症、肥胖症的调理。

【用法】佐餐食用。

7 丁香姜糖

【来源】《中国药膳大辞典》。

【组成】丁香 5g，生姜粉 30g，白糖 250g。

【制法】白糖加水，文火熬至稠时，加丁香及生姜粉，调匀，继续熬至筷子挑起糖液呈丝状时，倒入涂有植物油的搪瓷盘内，稍摊平，稍冷用刀划成块。

【保健功能】温胃散寒，降逆止呕。

【临床应用】适用于胃寒兼见呕吐、呃逆、胃痛等症。

【用法】每次 1 ～ 3 块，每日 2 ～ 3 次。

二、代代花

【来源】本品为芸香科柑橘属植物代代花 *Citrus aurantium* var. *amara* 的花蕾。别名：玳玳花、枳壳花、酸橙花。

【化学及营养成分】主要含柚皮苷、橙皮苷、新橙皮苷、枸橼皮素等挥发油及 N– 甲基酪胺、辛弗林等黄酮类成分。

【药理作用】具有调整胃肠功能、开胃等作用。

【性味与归经】甘、苦，平。归肝、胃经。

【功能与主治】理气宽胸，和胃止呕。用于胸中痞闷、脘腹胀痛、不思饮食、恶心呕吐等症。

【花季】5 ～ 6 月。

【注意事项】孕妇禁用；阴虚血热者慎用。

1 代代枇杷茶

【来源】《食花·花疗宝典》。

【组成】代代花 3g，枇杷叶 6g，茶叶 3g。

【制法】将代代花、枇杷叶、茶叶洗净，放入杯中，冲入沸水，加盖焖 10 分钟。

【保健功能】肃肺降气，清肺化痰。

【临床应用】适用于气管炎，症见有痰。

【用法】代茶饮，每日 2 ～ 3 次。

2 代代玫瑰茶

【来源】《食疗花卉》。

【组成】代代花 3g，玫瑰花 6g，川楝子、制香附各 9g。

【制法】将代代花、玫瑰花、川楝子、制香附洗净，放入锅内，加入清水，大火煮沸后改用文火熬 20 分钟，取其汁饮用。

【保健功能】疏肝和胃，理气止痛。

【临床应用】适用于肝气犯胃证，症见脘腹胀满、少食胃痛。也可用于月经不调气滞血瘀证的调理。

【用法】代茶饮。

3 代代炖笋菇

【来源】《食疗花卉》。

【组成】代代花 15g，冬笋尖 200g，猴头菇 150g，绿豆芽 50g，黄酒 5g，姜片 5g，精盐 4g，味精 2g，花生油适量。

【制法】将代代花洗净，切片；猴头菇用热水浸（浸泡的水静置，取上层净水备用），洗净切块；冬笋尖洗净，拍破；绿豆芽洗净。将锅内加入清水煮沸，放入绿豆芽煮片刻，捞出留汁，加入猴头菇、冬笋尖、精盐、黄酒、猴头菇水和适量清水煮沸，撇尽浮沫，放入姜片、花生油，用文火炖 1 小时，捞出姜片，再入代代花、味精，调匀即成。

【保健功能】和胃消积。

【临床应用】适用于消化不良。

【用法】佐餐食用。

4 代代花豆腐

【来源】《花卉养生饮食》。

【组成】鲜代代花 10 朵（摘瓣洗净），豆腐 250g，黄酒、香油各 25g，洋葱丝 15g，香菜末 10g，植物油、精盐、胡椒粉适量。

【制法】将豆腐切成大片，上蒸笼成蜂窝状取出，切成条。炒锅烧热，放油烧至六成热，放入豆腐条，炸成黄色，捞出，控油。再将炸好的豆腐条斜着片约 1/3 深花刀，再放入油锅炸一下。炒锅上火，放少量油，烧至五成热，放入洋葱丝煸炒，加入黄酒、清水、香菜末，烧开，放入豆腐，小火煨 10 分钟，放入精盐、胡椒粉、调好口味，放入代代花，略开，加香油出锅即可装盘。

【保健功能】活血平肝。

【临床应用】适用于高血压。

【用法】佐餐食用。

5 代代花口蘑

【来源】《花卉养生饮食》。

【组成】鲜代代花10朵（摘瓣洗净），口蘑100g，鸡蛋2个，芹菜、山楂酱、酸黄瓜片各25g，面粉15g，鲜汤250g，植物油、精盐适量。

【制法】鸡蛋煮熟，浸泡在凉水中。捞出，去外壳。取蛋白，切成小片。取碗1只，放入口蘑、5朵代代花的花瓣，再放鲜汤，上蒸笼5分钟取出。炒锅上火，放油烧热，下芹菜丝煸炒至半熟，放口蘑片、蛋白片同炒，放山楂酱、面粉少许，继续翻炒，放余下的鲜汤、酸黄瓜片，搅拌均匀，烧开，撒入余下的5朵代代花瓣，烧开后，加盐调味立即出锅即可食用。

【保健功能】开胃消积，补虚强身。

【临床应用】适用于脾胃虚弱证，症见食欲不佳、脘腹痞满等。

【用法】佐餐食用。

6 橘皮代代花茶

【来源】《食物疗法》。

【组成】橘皮6g，代代花6g，甘草3g。

【制法】以上三药切碎，放入杯中，冲入沸水，加盖焖10分钟。

【保健功能】行气健胃。

【临床应用】适用于气滞胃脘证，症见胃脘胀痛、胸闷不舒、频频嗳气、食少腹胀、大便不爽。

【用法】代茶饮。

三、白扁豆花

【来源】本品为豆科扁豆属植物扁豆 *Dolichos lablab* L. 的花。别名：南豆花。

【化学及营养成分】主要含花青素、香豆素、木犀草素、大波斯菊苷、野漆树苷、D- 甘露糖等成分。

【药理作用】具有抗菌、抗病毒、免疫调节等作用。

【性味与归经】甘，平。归脾、胃经。

【功能与主治】解暑化湿，和中健脾。用于夏伤暑湿，发热，泄泻，痢疾，赤白带下，跌打伤肿。

【花季】7～8 月。

【注意事项】无。

1 扁豆花茶

【来源】《花卉养生饮食》。

【组成】白扁豆花、白豆蔻花各 9g，鲜荷叶 30g。

【制法】将白扁豆花、白豆蔻花、鲜荷叶洗净，放入锅内，加入清水，大火煮沸后改用文火熬20分钟，取其汁饮用。

【保健功能】消暑，健脾化湿，止泻。

【临床应用】适用于夏季暑湿泄泻。

【用法】代茶饮。

2 扁豆花粥

【来源】《现代家庭药膳》。

【组成】白扁豆花15g，粳米60g。

【制法】将粳米煮成稀粥，待粥将熟时放入白扁豆花，改用小火稍煮片刻即成；也可将扁豆花晒干研粉调入热粥中食用。

【保健功能】补虚止泻，温养脾胃，除烦止渴。

【临床应用】适用于泄泻，兼见神疲乏力、不思饮食。也可用于夏季消暑祛湿。

【用法】温服。

3 扁豆花馄饨

【来源】《中华食疗》。

【组成】白扁豆花100g，瘦猪肉100g，酱油、味精各适量，胡椒7粒。

【制法】白扁豆花选取正开者，以沸水焯过；瘦猪肉剁成肉泥，胡椒油炸碾末，同酱油、味精共拌成馅。用焯扁豆花的沸水待凉和面，压成面皮切成三角形，包小馄饨，煮熟食之。

【保健功能】健脾止泻。

【临床应用】适用于脾虚泄泻。也可用于细菌性痢疾的辅助治疗。

【用法】温服。每日 1 次。

4 扁豆花烧草鱼

【来源】《中国花卉保健食谱》。

【组成】扁豆花 30g，草鱼中段肉 1000g，精制植物油 1000g，豆酱、白糖、鲜汤各 50g，料酒、葱段、香菜末各 25g，生姜片 20g，生姜末、味精各 5g，糖色少许。

【制法】将扁豆花洗净；草鱼中段两面划上斜一字刀；炒锅上火，放油烧至八成热，下草鱼肉炸至金黄色捞出沥油；锅内留余油，烧热，下豆酱、白糖，炒散，熟入料酒，加入鲜汤、葱段、生姜片和味精，再加糖色少许，把汤调成红色。调好口味，把炸好的鱼放入汤内，用微火将两面各煨 10 分钟，烧透后盛入盘中；拣去汁内葱、生姜，旺火将汁爆浓，撒上扁豆花，稍烧，浇在鱼段上，撒上香菜末、生姜末，即成。

【保健功能】益气化湿，养肝明目，健脾养胃。

【临床应用】适用于慢性胃炎脾胃虚弱证的调理。

【用法】佐餐食用。

四、金银花

【来源】本品为忍冬科植物忍冬 *Lonicera japonica* Thunb. 的干燥花蕾或带初开的花。别名：忍冬花、鹭鸶花、银花、双花、二花、金藤花、双苞花、金花、二宝花。

【化学及营养成分】主要含环己方醇、黄酮类、肌醇、皂苷、鞣质等成分。

【药理作用】具有抗病原微生物、抗炎、解热、加强防御机能、抗休克、降脂、抗内毒素等作用。

【性味与归经】甘，寒。归肺、心、胃经。

【功能与主治】清热解毒，疏散风热。用于外感风热或温病发热，中暑，热毒血痢，痈肿疔疮，喉痹等多种感染性疾病。

【花季】4～7月。

【注意事项】脾胃虚寒、腹泻便溏及气虚疮疡脓清者忌用；阴寒脓肿如慢性骨髓炎、慢性淋巴结核患者亦忌用。

1 金银花甘草茶

【来源】《花卉养生饮食》。

【组成】金银花、野菊花、甘草各 12g，红花 9g。

【制法】将金银花、野菊花、甘草、红花研成粉末后混匀，放入杯中，加入刚烧开的沸水冲泡后即可饮用。

【保健功能】活血解毒。

【临床应用】适用于慢性肝炎。

【用法】代茶饮。

2 大蒜金银花茶

【来源】《花卉养生饮食》。

【组成】紫大蒜 15g，金银花 3g，甘草 3g，蜂蜜 10g。

【制法】将紫大蒜去皮，捣烂，与金银花、甘草一起用刚烧开的沸水冲泡 10 分钟，加入蜂蜜后即可饮用。

【保健功能】清热解毒，止痢。

【临床应用】适用于菌痢、肠炎、肛周脓肿的辅助治疗。

【用法】代茶饮。

3 金银花万寿菊茶

【来源】《花卉养生饮食》。

【组成】金银花、万寿菊各 15g，杏仁、桔梗各 10g。

【制法】将金银花、万寿菊、杏仁、桔梗洗净，放入锅内，加入清水，大火煮沸后改用文火熬 20 分钟，取其汁饮用。

【保健功能】清热解毒，止咳化痰。

【临床应用】适用于风热感冒兼见咳嗽、气喘等症。

【用法】代茶饮。

4 金银花藿香饮

【来源】《花卉养生饮食》。

【组成】金银花、白扁豆各 5g，藿香 10g，白砂糖 15g。

【制法】将金银花、藿香洗净、切碎，白扁豆炒黄、捣碎，将金银花、白扁豆、藿香倒入保温瓶中，注入沸水，密封浸泡 1 小时，以白砂糖调味即可饮服。

【保健功能】芳香化湿，消暑避秽。

【临床应用】适用于暑湿感冒，症见发热头痛、头重如裹、困倦乏力、鼻塞身重、纳减欲呕。

【用法】代茶饮。

5 金银花板冬茶

【来源】《家庭食疗饮食经》。

【组成】金银花 9g，板蓝根 12g，冬瓜 90g。

【制法】将金银花、板蓝根放入锅中加水煎汤后，再加入冬瓜煮汤。

【保健功能】清热解毒，凉血。

【临床应用】适用于百日咳。

【用法】代茶饮，每日 3 次。

6 银花罗汉饮

【来源】《美食花卉百例经典》。

【组成】金银花、沙梨花各 30g，罗汉果、蜂蜜各 250g。

【制法】先将金银花、沙梨花一同入锅内，加适量水，旺火煮沸后，取药汁 1 次。再加适量水煎熬 1 次，取药汁。然后将罗汉果洗净压碎，与药汁一同入锅煮沸，调入蜂蜜即成。

【保健功能】清热润喉，凉血解毒。

【临床应用】适用于咽喉炎、肺热咳嗽、风热感冒。

【用法】代茶饮。

7 金银花莲子粥

【来源】《花卉养生饮食》。

【组成】金银花 15g，莲子 10g，大米 100g。

【制法】将金银花洗净，莲子用温水浸泡后去皮和心。将金银花入锅用旺火煮沸，再改用文火煮 5 分钟，去渣留汁。再加入清水适量与莲子、大米共煮成稀粥。

【保健功能】健脾益气，解毒止泻。

【临床应用】适用于肠炎、痢疾。

【用法】温服，每日 1 次，可连用 5 ～ 7 日。

五、菊花

【来源】本品为菊科植物菊 *Chrysanthemum morifolium* Ramat.

的干燥头状花序。别名：杭菊、贡菊、白菊、滁菊等。

【化学及营养成分】主要含黄酮、挥发油、绿原酸、萜类、氨基酸、可溶性糖等成分。

【药理作用】具有抗病原微生物、抗炎镇痛、抗氧化、抗疟、扩张冠脉等作用。

【性味与归经】苦、甘，微寒。归肺、肝经。

【功能与主治】疏散风热，平肝明目，清热解毒。用于风热感冒，头痛眩晕，目赤肿痛，眼目昏花，疮痈肿痛。

【花季】9～11月。

【注意事项】脾胃虚寒者慎用。

1 菊花茶

【来源】《中国药膳大辞典》。

【组成】菊花5g。

【制法】将菊花放入杯中，冲入沸水，加盖焖10分钟。

【保健功能】疏散风热，清肝明目。

【临床应用】适用于风热感冒。也可用于肝阳上亢证，症见头痛眩晕、目赤肿痛、急躁易怒等。

【用法】代茶饮。

2 菊花粥

【来源】《中国药膳大辞典》。

【组成】菊花10g，粳米50g。

【制法】将菊花洗净，放入锅中，加清水适量，水煎取汁，加粳米煮粥。

【保健功能】疏风清热，明目解毒。

【临床应用】适用于风热或肝热上攻，症见头痛眩晕、目赤肿痛、心胸烦热。也可用于高血压、中风和疮疡肿毒的辅助治疗。

【用法】温服。

3 菊花炒肉片

【来源】《美容养颜保健食谱》。

【组成】菊花瓣 100g，猪瘦肉 500g，鸡蛋 3 个，食用油、调味品适量。

【制法】鸡蛋取蛋清，猪瘦肉洗净、切片，用蛋清、精盐、黄酒、味精、淀粉调匀，入油锅内炒熟，后下洗净的菊花瓣，翻炒片刻即可。

【保健功能】滋阴平肝，润燥明目。

【临床应用】适用于目涩肿痛、羞明者，特别对热性体质、气血不足、视物不清、皮肤粗糙者尤佳。也适用于正常人护肤美容。

【用法】佐餐食用。

4 菊花延龄膏

【来源】《药膳保健》。

【组成】鲜菊花瓣适量，炼蜜适量。

【制法】用水熬透，去渣再熬浓汁，加蜜收膏。

【保健功能】清热平肝。

【临床应用】适用于肝阳上亢证，症见头昏胀痛、面红目赤、急躁易怒。也可作为高血压、高脂血症、动脉硬化、冠心病、甲状腺功能亢进症的辅助治疗。

【用法】每日 2 次，每次 10g，温开水冲服。

5 菊花瘦肉猪肝汤

【来源】《花花·食界》。

【组成】菊花 50g，猪瘦肉 100g，猪肝 150g，调味品适量。

【制法】将菊花洗净备用。猪瘦肉、猪肝洗净，切片，加入适量淀粉拌匀。锅中加清水适量煮沸后，下猪瘦肉、猪肝，煮沸后，去浮水，转文火煮至熟，下菊花及调味品，再煮沸即可。

【保健功能】滋补肝肾。

【临床应用】适用于肝肾阴虚所致的头昏头痛、眼目干涩、记忆力下降、手足心热、口干咽燥、耳鸣等症。

【用法】佐餐食用。

6 杞菊鸡片

【来源】《花花·食界》。

【组成】枸杞子 10g，菊花 30g，鸡肉 150g，调味品适量。

【制法】将枸杞子、菊花洗净备用。鸡肉洗净，切片，锅中放植物油适量烧热后，下鸡片滑散，调入调味品等，炒至熟时，下枸杞子、菊花，再炒片刻即成。

【保健功能】滋补肝肾，生精养血。

【临床应用】适用于精血不足所致的头晕目眩、失眠多梦、腰膝酸软、遗精消渴、视力下降等症。

【用法】佐餐食用。

7　菊花旱莲草藕粉糊

【来源】《花花·食界》。

【组成】菊花、旱莲草各 15g，藕粉、白砂糖适量。

【制法】将菊花、旱莲水煎取汁，冲入藕粉拌加白砂糖适量调服。

【保健功能】清肝泻火，凉血止血。

【临床应用】适用于肝火上炎所致的鼻衄、心烦易怒、口干目赤、头痛、眩晕等症。

【用法】温服，每日 2 次。

8　桑菊蜜膏

【来源】《花花·食界》。

【组成】桑叶、菊花各 50g，蜂蜜 250g。

【制法】将桑叶及菊花水煎二次，每次 30 分钟，将两次所得汤液合并，文火浓缩后兑入蜂蜜，文火熬至黏稠即成。

【保健功能】疏风清热，养肝明目。

【临床应用】适用于肝经风热证，症见头痛恶心、视物昏花等。也可用于风热感冒、慢性鼻窦炎、青光眼的辅助治疗。

【用法】每日2次，每次5g，温开水冲饮。或调入米粥中服食。

六、槐花

【来源】本品为豆科槐属植物槐 *Sophora japonica* L. 的花及花蕾。别名：金药树、护房树、豆槐。

【化学及营养成分】主要含芸香苷、槲皮素、鞣质等成分。

【药理作用】具有抗炎、抑菌、抗溃疡、降压、扩张冠状血管、降血脂等作用。

【性味与归经】苦，微寒。归肝、大肠经。

【功能与主治】凉血止血，清肝泻火。用于便血，痔血，血痢，崩漏，吐血，衄血，肝热目赤，头痛眩晕。

【花季】夏季。

【注意事项】脾胃虚寒、阴虚发热而无实火者慎用；糖尿病患者不宜多用。

1 红菊槐花茶

【来源】《花卉养生饮食》。

【组成】红花20g，菊花25g，槐花15g。

【制法】红花、菊花、槐花一同放入杯中，冲入沸水，加盖焖

10 分钟。

【保健功能】活血化瘀。

【临床应用】适用于中风后遗症合并血脂增高者。

【注意事项】出血性疾病患者忌用。

【用法】代茶饮。

2 鸡蛋炒槐花

【来源】《花卉养生饮食》。

【组成】鸡蛋 5 个，刺槐花 100g，精盐、鸡精、料酒适量。

【制法】刺槐花洗净去杂质，鸡蛋磕开，加料酒、精盐，加 120g 清水搅拌均匀，拌入槐花、鸡精，炒熟即可。

【保健功能】清热降火，凉血止血。

【临床应用】适用于痔疮出血。

【用法】佐餐食用。

3 槐花冬瓜仁粥

【来源】《花卉养生饮食》。

【组成】冬瓜仁 20g，槐花 10g，薏苡仁 30g，粳米 60g。

【制法】将冬瓜仁、槐花加水煎煮，去渣取汁，加薏苡仁、粳米煮粥。

【保健功能】清热利湿，凉血解毒。

【临床应用】适用于急慢性盆腔炎，症见下腹疼痛、白带夹血丝或脓样白带。

【用法】温服。

4 槐花米汤

【来源】《老年保健药膳》。

【组成】陈槐花 15g，粳米 50g，红糖适量。

【制法】陈槐花烘干研末，粳米洗净后入锅加水，旺火煮沸后改用文火煮 30 分钟，过滤留米汤。后加入红糖、槐花末，搅匀即可。

【保健功能】凉血止血。

【临床应用】适用于便血症。也可用于预防高血压和中风。

【用法】温服。

5 槐花马齿苋粥

【来源】《百种入膳中药集释》。

【组成】槐花 30g，鲜马齿苋 100g，粳米 100g，红糖 20g。

【制法】先将鲜马齿苋拣杂，洗净，入沸水锅中焯软，捞出，切成碎末，备用。将槐花拣杂、洗净，晾干或晒干，研成极细末备用。粳米淘洗干净，放入砂锅，加水适量，大火煮沸，改用小火煨煮成稀粥，粥将成时，兑入槐花细末，并加入马齿苋碎末及红糖，再用小火煨煮至沸，即成。

【保健功能】清热解毒，凉血止血。

【临床应用】适用于肝火内盛、迫血妄行引起的便血、妇女崩漏等症。也可用于高血压属肝火偏旺者。

【用法】早晚 2 次分服。

6 地榆槐花蜜饮

【来源】《花花·食界》。

【组成】槐花 30g，地榆 60g，蜂蜜 30g。

【制法】地榆洗净，切成片，放入砂锅加水适量，煎煮 2 次，每次 40 分钟，合并两次浓煎液，回入砂锅，加入槐花，视需要可酌加清水，大火再煎煮 10 分钟，用洁净纱布过滤，去渣，收取滤汁放入容器，待其温热时，兑入蜂蜜，拌匀即成。

【保健功能】清热凉血，抗癌止血。

【临床应用】适用于痔疮出血、阴道出血等症。

【用法】早晚 2 次分服。

7 两地槐花粥

【来源】《花花·食界》。

【组成】槐花、生地黄、地骨皮各 30g，粳米 50g。

【制法】将生地黄、地骨皮、槐花洗净煎水去渣取汁，与粳米共煮为粥。

【保健功能】清热固经。

【临床应用】适用于血热证，症见月经过多、经色深红或紫红、质地黏稠有块等。

【用法】温服，每日 1 次。

8 槐花清蒸鱼

【来源】《花花·食界》。

【组成】槐花 15g，葱白 7 枚，紫皮蒜 20g，鲫鱼或鲤鱼 500g，姜片、盐、料酒适量。

【制法】将鲫鱼或鲤鱼洗净，去鳞、鳃、内脏，鱼体躯干部斜切 3 ～ 5 刀，放入砂锅，加葱白、姜、蒜、盐、料酒和适量清水，文火上蒸 20 分钟。然后放入洗净的槐花，加味精、香油少许，即可食用。

【保健功能】清热利湿。

【临床应用】适用于银屑病，尤其是寻常型银屑病伴湿热证患者。

【用法】佐餐食用。

七、玫瑰花

【来源】本品为蔷薇科蔷薇属植物玫瑰 *Rosa rugosa* Thunb. 的花蕾。别名：徘徊花、笔头花、湖花、刺玫花。

【化学及营养成分】主要含香叶醇、橙花醇、苯乙醇、香茅醇等多种挥发性香气成分。

【药理作用】具有利胆、营养心肌、增加心肌血流量、降低血黏度、抗炎等作用。

【性味与归经】甘、微苦，温。归肝、脾经。

【功能与主治】行气解郁，和血散瘀。用于肝胃气痛，食少呕恶，月经不调，跌仆伤痛。

【花季】5～6 月。

【注意事项】无。

1　玫瑰白果

【来源】《中国药膳大典》。

【组成】蜜玫瑰花 2g，白果 300g，白糖 50g，湿淀粉 30g。

【制法】先将白果去壳，放入开水中煮约 15 分钟，捞出洗净。砂锅置旺火上放入适量清水，放入白果烧开后煮至熟，加入白糖、撇净浮沫，湿淀粉调成稀芡，撒上蜜玫瑰花、白糖即可。

【保健功能】补脾益肺，止咳平喘，止带泻浊。

【临床应用】适用于哮喘、慢性支气管炎、带下过多。

【用法】温服，每日 1 剂。

2　玫瑰花粥

【来源】《中华食疗》。

【组成】玫瑰花 20g，粳米 50g。

【制法】玫瑰花洗净，置锅中，加清水 500mL，水煮沸 10 分钟，滤渣取汁；加粳米，加水煮开 3 分钟，改文火煮 30 分钟即可。

【保健功能】疏肝行气。

【临床应用】适用于肝气郁结证，症见胁肋胀痛、食欲不振、胸闷嗳气等。

【用法】温服。

3 素玫汤送羊心

【来源】《花花·食界》。

【组成】羊心1个，素馨花、玫瑰花各9g，食盐适量。

【制法】将羊心洗净，煮熟，放食盐适量调味，取出切片，另将素馨花和玫瑰花水煎取汁，送服羊心。

【保健功能】疏肝解郁，醒悦神志。

【临床应用】适用于肝气郁结、心血不足所致的胸闷、精神抑郁、心悸。

【用法】每日1剂。

4 黄精二花养阴粥

【来源】《花花·食界》。

【组成】合欢花、玫瑰花各10g，黄精30g，大米100g，紫河车粉、芝麻各适量。

【制法】将合欢花、玫瑰花、黄精煎水取汁，加大米煮粥，待熟后调入紫河车粉、芝麻，再煮一二沸即可服食。

【保健功能】养阴益肾，疏肝解郁。

【临床应用】适用于肝肾阴虚证，症见心烦易怒、失眠多梦、情志不畅等。

【用法】温服。

5 黑枣蒸玫瑰

【来源】《花花·食界》。

【组成】黑蜜枣、玫瑰花适量。

【制法】将黑蜜枣去核，放碗中，摆上玫瑰花，隔水蒸烂即可食用。

【保健功能】疏肝理气，和胃止痛。

【临床应用】适用于消化性溃疡，症见胃脘疼痛拒按、痛有定处、食后痛甚。

【用法】每次食用 5 枚，每日 3 次。

6 玫瑰水晶肉

【来源】《花花·食界》。

【组成】鲜玫瑰花 10 朵，肥猪肉 400g，芝麻、白糖适量。

【制法】肥猪肉切成小条加湿淀粉拌匀；鲜玫瑰花择洗干净，切成粗丝，再把芝麻淘洗干净，炒熟；炒匀烧热，倒入植物油，烧至六成熟，将肥猪肉逐条放入锅中油炸，捞出沥油；锅内留底油少许，放入白糖，翻炒至能挂长丝，随即下肉条颠翻几下，待糖全裹在肥膘上面，投入芝麻、鲜玫瑰花丝，迅速翻炒几下，盛在抹好油的平盘内，晾凉即可。

【保健功能】补肺健脾，理气和血。

【临床应用】适用于肺脾气虚证，症见咳嗽日久、食欲不振、消化不良、便秘等。

【用法】佐餐食用。

7 玫瑰香蕉

【来源】《花花·食界》。

【组成】鲜玫瑰花5朵，香蕉500g，鸡蛋1个，面粉、白糖、芝麻、淀粉各适量。

【制法】香蕉去皮切成块；鲜玫瑰花择洗净，控干水，切成粗丝；鸡蛋打入碗内，加面粉、淀粉拌匀调成糊；芝麻淘洗干净炒熟，炒锅置火上，加入植物油，烧五成热，将香蕉块黏一层面糊，逐块入油锅，炸呈金黄色时捞出，控净油；锅内留底油少许，放入白糖，待糖炒至黄色时，下入炸好的香蕉块，翻炒几下，使白糖全部裹在香蕉上面；在白糖香蕉上撒上熟芝麻仁，颠翻几下，盛入抹好油的平盘内；菜上撒鲜玫瑰花后即可。

【保健功能】生津润肠。

【临床应用】适用于肠燥便秘。

【用法】佐餐食用。

8 冰糖玫瑰枇杷

【来源】《中国药膳大辞典》。

【组成】鲜枇杷750g，红樱桃50g，青豆35g，桂圆肉25g，玫瑰花酱10g，冰糖250g。

【制法】将鲜枇杷洗净，剥去外皮，挖去果核，放入开水锅中氽一下，捞出，用凉水浸冷，沥干水分；锅置火上，倒入清水，放入冰糖，煮沸，至冰糖溶化，加入红樱桃、青豆、桂圆肉、玫瑰花酱及冰糖，最后放入枇杷，略煮沸一下即可。

【保健功能】清肺止咳，生津利咽。

【临床应用】适用于咳嗽、咽痛。

【用法】每日1剂。

9 玫瑰菊花鱼汤

【来源】《家庭常用中药的鉴别与使用》。

【组成】鲜玫瑰花50g，鲜菊花20g，去皮骨刺草鱼肉100g，猪油、鸡油、味精、盐适量。

【制法】将去皮骨刺草鱼肉用刀背剁成鱼茸，而后搓成直径2厘米的丸子放入盛有清水的锅内，旺火煮熟，适时加点冷水，以免鱼丸冲散。将鲜玫瑰花、鲜菊花择洗，撕成小瓣。猪油放入锅内，油温80℃时，将玫瑰花、鲜菊花分别放入小油锅翻炒一下，即刻捞出，用宽盘盛着敞开，以免变色。然后锅中放进清汤适量，放入鱼丸加味精、细盐，烧开盛入大碗中，将鲜菊花小瓣用竹筷夹入此碗边缘形成一个花环圈，再用竹筷夹玫瑰花叠放在鱼心中间，再将鱼丸分别用竹筷拨到玫瑰花、鲜菊花、鱼丸之间，最后撒胡椒粉，淋鸡油即成。

【保健功能】解暑止渴，清热平肝。

【临床应用】适用于中暑烦渴、高血压。

【用法】佐餐食用。

八、红花

【来源】本品为菊科红花属植物红花 *Carthamus tinctorius* L. 的花。别名：红蓝花、刺红花、草红花。

【化学及营养成分】主要含红花黄色素、红花苷、红花油、硬脂酸、花生酸、油酸、亚油酸、亚麻酸等甘油酯类。其中红花苷经盐酸水解，得葡萄糖和红花素。

【药理作用】具有抗肿瘤、改善学习和记忆障碍、抗凝血等作用。

【性味与归经】甘，平。归心、肝经。

【功能与主治】活血化瘀，凉血解毒，解郁安神。用于经闭癥瘕、产后瘀阻、温毒发斑、忧郁痞闷、惊悸发狂、跌仆肿痛。

【花季】9 ～ 10 月。

【注意事项】孕妇禁用；月经过多、有出血倾向者不宜食用。

1 红花玫瑰茶

【来源】《食疗花卉》。

【组成】红花 3g，玫瑰花 9g，西番莲 12g。

【制法】将红花、玫瑰花、西番莲一同放入杯中，冲入沸水，加盖焖 10 分钟。

【保健功能】清热解毒，活血调经。

【临床应用】适用于痛经。

【用法】代茶饮。

2 红花当归酒

【来源】《花卉养生饮食》。

【组成】红花 9g，白酒 100g，当归 20g。

【制法】将红花、当归放入白酒中，浸泡 2 昼夜。

【保健功能】活血通经，祛瘀止痛。

【临床应用】适用于血瘀证，症见月经不调、闭经等。

【用法】每日 2 次，每次 1 小杯。

3 红花葛根茶

【来源】《花卉养生饮食》。

【组成】红花 20g，葛根 45g，桃仁、郁金香各 15g。

【制法】将红花、葛根、桃仁、郁金香一同放入锅中，加水，大火烧开后，改用小火煎熬 30 分钟后，去渣取汁，即可饮用。

【保健功能】散风祛热。

【临床应用】适用于冠心病、心绞痛。

【用法】每日 2 次，代茶饮。

4 归参红花粥

【来源】《中华食疗大全》。

【组成】红花、当归各 10g，丹参 15g，糯米 100g。

【制法】先将红花、当归、丹参加水煎煮，去渣取汁。后加入糯米一同煮粥即成。

【保健功能】活血，养血，调经。

【临床应用】适用于月经不调伴有血虚、血瘀证者。

【用法】温服。

5 山茶红花枣汤

【来源】《花卉养生饮食》。

【组成】山茶花、红花各 5g，白及 30g，红枣 120g。

【制法】将山茶花、红花、白及、红枣一同放入锅中，加水大火烧开后，改用小火慢煎 20 分钟，去渣取汁，再加入适量水慢煎 20 分钟后即可食用。

【保健功能】凉血止血。

【临床应用】适用于咳嗽、咳血。

【用法】吃枣喝汤。

九、厚朴花

【来源】本品为木兰科木兰属植物厚朴 *Magnolia officinalis* Rehd. et Wils. 或凹叶厚朴 *Magnolia officinalis* Rehd. et Wils.var. *Bilo-*

ba Rehd. et Wils. 的干燥花蕾。别名：调羹花。

【化学及营养成分】主要含厚朴酚、樟脑等成分。

【药理作用】具有降压作用，并能使心率加快。

【性味与归经】苦，微温。归脾、胃经。

【功能与主治】理气，化湿。用于胸脘痞闷胀满，纳谷不香。

【花季】春季。

【注意事项】阴虚液燥者忌用。

1 厚朴花茶

【来源】《中国药膳大辞典》。

【组成】厚朴花 10g。

【制法】厚朴花焙干，沸水冲泡。

【保健功能】平喘，下气，止咳。

【临床应用】适用于梅核气、慢性咽炎。

【用法】代茶饮。

2 朴花姜蜜丸

【来源】《中国花膳与花疗》。

【组成】厚朴花 200g，干姜 200g，蜂蜜少许。

【制法】厚朴花、干姜各等份，均研末，加入蜂蜜，制为梧桐子大小的蜜丸。

【保健功能】化湿开郁。

【临床应用】适用于中寒泄泻。

【用法】温水送服，每次 30 丸。

3 厚朴花末粥

【来源】《中国花膳与花疗》。

【组成】厚朴花适量，粳米 50g。

【制法】厚朴花洗净晒干，研磨至细粉；粳米洗净加水熬煮成粥，加入 3g 厚朴花细粉搅匀即可。

【保健功能】宽中理气。

【临床应用】适用于肝胃气痛。

【用法】温服，每日 3 剂。

4 厚朴花糖

【来源】《中国花膳与花疗》。

【组成】厚朴花 150g，白糖适量。

【制法】厚朴花洗净晾干后加入适量白糖，拌匀后腌制 3 天，每次取 50g 沸水冲泡。

【保健功能】清热解毒。

【临床应用】适用于慢性咽炎。

【用法】代茶饮。

5 三味朴花汤

【来源】《中国花膳与花疗》。

【组成】厚朴花、槟榔各 6g，乌梅 2 个。

【制法】乌梅逐个拍破，将厚朴花、槟榔一同放入锅中，加适量清水，大火煮沸后改用文火熬 20 分钟，取其汁饮用。

【保健功能】杀虫消积。

【临床应用】适用于虫积。

【用法】每日 1 剂。

十、野菊花

【来源】本品为菊科菊属植物野菊 *Chrysanthemum indicum* L. 的干燥头状花序。别名：山菊花、千层菊、黄菊花。

【化学及营养成分】主要含蒙花苷、野菊花内酯、野菊花醇、野菊花三醇、野菊花酮、菊油环酮、木犀草素、矢车菊苷等成分。

【药理作用】具有广泛的抗菌作用，对金黄色葡萄球菌、绿脓杆菌、大肠杆菌等菌均有抑制作用。还具有调整血流动力学、抗心肌缺血、降压、明目等作用。

【性味与归经】苦、辛，微寒。归肝、心经。

【功能与主治】清热解毒，泻火平肝。用于疔疮痈肿，目赤肿痛，头痛眩晕。

【花季】9 ～ 10 月。

【注意事项】孕妇、儿童、气虚证及脾胃虚寒者均慎用。

1 凉拌野菊花

【来源】《花卉养生饮食》。

【组成】野菊花及嫩茎叶500g，精盐、葱、味精、香油各适量。

【制法】将野菊花及嫩茎、叶去杂质，洗干净，入沸水焯一下。捞入清水中洗去苦味，挤干水，切段装盘。油锅烧热，下葱花煸香，淋在野菊花上，加入精盐、味精等调料拌匀即可食用。

【保健功能】清热解毒。

【临床应用】适用于热病，症见头晕头痛、目赤肿痛、热毒疮疡、肺热咳嗽、咽喉肿痛等。

【用法】佐餐食用。

2 野菊花粥

【来源】《花花·食界》。

【组成】野菊花10g，大米100g，白糖适量。

【制法】将野菊花择净，放入锅中，加清水适量，水煎取汁，加大米煮粥，待熟时调入白糖，再煮沸即成。

【保健功能】清热解毒。

【临床应用】适用于痈肿疮毒、咽喉肿痛。

【用法】温服，每日1剂。

3 菊花枯草茶

【来源】《花花·食界》。

【组成】野菊花、夏枯草各 10g。

【制法】将野菊花、夏枯草洗净，放入杯中，冲入沸水，加盖焖 10 分钟。

【保健功能】平肝疏风，清利头目。

【临床应用】适用于肝火上炎、肝阳上亢证，症见头痛目赤、急躁易怒、口苦咽干等。也可用于高血压、冠心病和结节体质的辅助治疗。

【用法】代茶饮。

4 桑叶菊花茶

【来源】《花花·食界》。

【组成】野菊花 6g，桑叶 6g。

【制法】将桑叶研成粗末，与野菊花共同放入杯中，冲入沸水，加盖焖 10 分钟。

【保健功能】平肝清肝，养目明目。

【临床应用】适用于肝阳上亢证，症见头胀头痛、目赤胀痛、心烦难寐等。也可用于改善用眼过度引起的眼睛干涩等症。

【用法】代茶饮。

十一、月季花

【来源】本品为蔷薇科蔷薇属植物月季 *Rosa chinensis* Jacq. 的花。别名：月月红、月月花、四季花、胜春。

【化学及营养成分】主要含挥发油，大部分为萜醇类化合物香茅醇、橙花醇、丁香油酚等；尚含没食子酸、金丝桃苷、苦味酸、鞣质等成分。

【药理作用】具有镇痛、抗凝血、抗氧化、抗肿瘤、抗真菌等作用。

【性味与归经】甘，温。归肝经。

【功能与主治】活血调经，疏肝解郁。用于月经不调，痛经，闭经，胸胁胀痛。

【花季】4～9月。

【注意事项】用量不宜过大，多服久服易引起腹痛腹泻及便溏；孕妇慎用。

1 月季花粥

【来源】《中国花卉保健食谱》。

【组成】月季花3朵，粳米100g，红糖30g。

【制法】月季花摘瓣洗净切丝；粳米淘洗干净后，放入清水，煮至粥将成时，加入月季花、红糖，再煮片刻即成。

【保健功能】活血调经，化瘀止痛。

【临床应用】适用于血瘀证，症见痛经、闭经、月经后期、月经量少等。

【用法】温服。

2 酥炸月季花

【来源】《花卉养生饮食》。

【组成】鲜月季花瓣、白糖各 100g，面粉 200g，鸡蛋 3 个，牛奶 200g，精制植物油、精盐、发酵粉适量。

【制法】先将鸡蛋的鸡蛋黄分离出来，将鸡蛋黄与白糖、牛奶搅匀后，加入面粉、植物油、精盐、发酵粉，轻轻搅成面浆，月季花瓣加糖腌渍 30 分钟，和入面浆，下五成热的油锅中炸酥即可。

【保健功能】疏肝解郁，活血调经。

【临床应用】适用于肝气郁结、气滞血瘀引起的月经不调、痛经等。

【用法】佐餐食用。

3 月季花煨玉米笋

【来源】《花卉养生饮食》。

【组成】月季花 5 朵，玉米笋 300g，大葱 3 段，生姜 2 片，黄瓜条 100g，精盐 7g，香油 10g，味精 3g，黄酒、花椒水各 15g，鲜汤 300mL。

【制法】将月季花摘瓣洗净备用，将黄瓜条、玉米笋分别放入开水稍烫几秒，捞出控干。炒锅放油烧热，下葱段、生姜片煸香，放入鲜汤、精盐、黄酒、花椒水、味精及烫好的玉米笋，旺火烧开，去浮沫，盖上盖，改小火煨10分钟，将葱段、生姜片捞出，再放入黄瓜条、月季花瓣，煨片刻，待汤快干时淋上香油，出锅盛盘即可。

【保健功能】补虚开胃，活血调经。

【临床应用】适用于月经不调、习惯性便秘。

【用法】每日1次，佐餐食用。

4 月季花烩丸子

【来源】《花卉养生饮食》。

【组成】月季花5朵，鲜蘑菇250g，面包100g，鸡蛋2个，洋葱80g，胡萝卜25g，牛肉汤500g，植物油、精盐、味精、胡椒粉适量。

【制法】将月季花摘瓣洗净，鲜蘑菇切碎，鸡蛋分离蛋清及蛋黄备用。洋葱去皮切成丝，下油锅煸炒待用。面包泡软，挤出水分，放盘里，加碎蘑菇、洋葱丝、植物油、鸡蛋清，搅拌均匀，做成丸子。把鸡蛋黄搅拌均匀，加少许植物油。拌匀后，将蘑菇丸子在其中蘸一下。炒锅上火，放油，烧至五成热，放入蘑菇丸子炸熟，捞出控油。炒锅上火，放油烧热，下洋葱丝、胡萝卜丁，半炒半焖，至六成熟，放入牛肉汤、味精、精盐，加水。把汤烧开，把丸子放入，烧沸，小火煨。丸子熟后，撒上月季花瓣，稍烩即可。

【保健功能】降脂降压，活血调经。

【临床应用】适用于高血压、高脂血症、月经不调。

【用法】每日 1 次，佐餐食用。

5 月季香附酒

【来源】《花花·食界》。

【组成】月季花 5g，香附 10g，大枣 5 枚，米酒适量。

【制法】将月季花、香附、大枣同放入米酒中，兑入等量清水，煮沸、再用文火续煮 5 ～ 10 分钟后取汁饮用。

【保健功能】疏肝理气，活血调经。

【临床应用】适用于肝郁气滞证，症见经行愆期，伴胸肋、乳房和小腹胀痛。

【用法】每天 1 剂，月经前连续服用 5 ～ 7 天。

6 月季花蛋

【来源】《花花·食界》。

【组成】月季花、鸡冠花各 30g，益母草 10g，鸡蛋 1 个。

【制法】将月季花、鸡冠花和益母草择净，与鸡蛋同放入锅中，加清水适量煮至鸡蛋熟后，去壳再煮片刻。

【保健功能】疏肝行气，活血调经。

【临床应用】适用于气滞血瘀证，症见痛经、月经后期、月经量少等。

【用法】食蛋饮汤，每日 1 剂。

7 月季花豆腐

【来源】《花卉养生饮食》。

【组成】月季花 2 朵，豆腐 500g，熟咸鸭蛋 1 只，咖喱粉 5g，精制植物油、芥末汁各 50g，黄瓜丁 25g，白醋 2g，精盐适量。

【制法】将月季花摘瓣、洗净、切碎，熟咸鸭蛋去壳，切成丁，蛋黄与豆腐捣成泥，搅拌均匀。芥末汁用开水调稀，加上白醋拌匀。炒锅上火，放油烧至五成热，放入咖喱粉，煸炒出香味，放入搅匀的蛋黄豆腐泥、咸蛋白丁、黄瓜丁、芥末白醋汁、精盐、月季花碎末，炒匀出锅，装盘即成。

【保健功能】健脾益气，活血调经。

【临床应用】适用于月经不调，经期腹痛。

【用法】佐餐食用。

十二、桂花

【来源】为木犀科木犀属植物桂花 *Osmanthus fragrans* Lour. 的花。别名：木犀花。

【化学及营养成分】花含芳香物质，如 γ- 癸酸内酯、α- 紫罗兰酮、β- 紫罗兰酮、反 – 芳樟醇氧化物、顺 – 芳樟醇氧化物、芳樟醇、壬醛及 β- 水芹烯、橙花醇、牻牛儿醇、二氢 -β- 紫罗兰酮。

花蜡含碳氢化合物、月桂酸、肉豆蔻酸、棕榈酸、硬脂酸。

【药理作用】具有抗菌、抗氧化等作用。

【性味与归经】辛，温。归肺、脾、肾经。

【功能与主治】温肺化饮，散寒止痛。用于痰饮咳喘，脘腹冷痛，肠风血痢，经闭痛经，寒疝腹痛，牙痛口臭。

【花季】9 ～ 10 月。

【注意事项】无。

1 桂花茶

【来源】《花卉养生饮食》。

【组成】桂花 1g，茶叶 2g。

【制法】将桂花与茶叶一同放入杯中，冲入沸水，加盖焖 10 分钟。

【保健功能】润肺止咳，强肌润肤。

【临床应用】适用于急慢性咽喉炎、燥咳、皮肤干裂。

【用法】代茶饮。

2 桂花粥

【来源】《花卉养生饮食》。

【组成】桂花 3g，粳米 50g。

【制法】粳米洗净，加水煮至米烂时，加入桂花，煮成粥即可。

【保健功能】健脾暖胃，清热除秽。

【临床应用】适用于胃肠积滞、湿热上蒸引起的牙痛、口臭。

也可用于胃痛嗳气。

【用法】温服。

3 桂花豆腐

【来源】《花卉养生饮食》。

【组成】桂花2g，杏仁25g，琼脂15g，牛奶200mg，白糖50g，橘子、汽水各适量。

【制法】先将杏仁带水磨成浆。炒锅上旺火，放入琼脂和适量清水，烧至琼脂溶于水中，加入白糖、杏仁浆，拌透后，加入牛奶，拌匀，烧至微滚，出锅倒入盆中。冷却后，放入冰箱中冻成块，用刀划成小块，洒上桂花，放入橘子瓣，浇上汽水即成。

【保健功能】润肠平喘，祛痰止咳。

【临床应用】适用于痰饮喘咳。

【用法】佐餐食用。

4 桂花芋艿

【来源】《花卉养生饮食》。

【组成】甜桂花酱30g，芋艿500g，冰糖、白糖各25g，湿淀粉、食碱适量。

【制法】先将芋艿去皮，洗净，切块，放入烧沸的淡碱水中煮约5分钟，捞出，摊开晾凉，至其颜色变成红色，再放入大碗中，加入冰糖、白糖、甜桂花酱，上笼用旺火蒸至酥烂，将芋艿拿出，放入深盘中。另将碗中的糖汁倒入净锅中烧沸，用湿淀粉勾稀芡，浇在芋艿块上即成。

【保健功能】健脾益胃。

【临床应用】适用于脾胃虚弱引起的消渴、食少等症。

【用法】佐餐食用。

5 桂花糕

【来源】《食品加工技术、工艺和配方大全》。

【组成】蜜桂花 100g，熟面粉 800g，糯米粉 160g，白糖、熟油适量。

【制法】将糯米粉、熟面粉、白糖、蜜桂花混合拌匀，慢慢注入适量清水，搅拌均匀至面糊粘稠，挂而不断，上笼蒸 15 分钟。趁热将蒸熟的糕体用湿纱布包住，不断翻揿，揉捏，直至糕面光滑、糕体细腻为止。将糕体装入合适的容器，整形后，表面抹上熟油，同薄刀划成长方形条状，包装即可。

【保健功能】宁心健脾。

【临床应用】适用于心脾不足证，症见心悸怔忡、食少乏力等。

【用法】每日 1 次，每次 100g，做早餐食用。

6 桂花酒

【来源】《花花・食界》。

【组成】桂花 50g，白酒 500mL。

【制法】桂花洗净，除去杂质，放入酒坛中，拌匀，盖上盖，封严，每隔 2 天搅拌一次，浸泡 15 日即成。

【保健功能】开胃醒脾，护肤祛斑。

【临床应用】适用于消化不良、食欲不振。也可用于美容养颜、抗衰老。

【用法】每日 2 次，每次 10 ～ 15mL。

7 桂花米饭

【来源】《花花·食界》。

【组成】大米 100g，白莲子 25g，红枣 25g，桂花 10g，冰糖 100g。

【制法】红枣去核洗净，白莲子去心，加水浸泡一宿。将洗净的大米、白莲子、红枣一同下锅，加水适量清水，用文火煮成米饭，放入桂花、冰糖搅匀，冰糖溶化后食用。

【保健功能】补血活血，健脾开胃。

【临床应用】适用于血虚证，营养不良，口臭等。

【用法】当主食食用。

十三、荷花

【来源】本品为睡莲科莲属植物莲 *Nelumbo nucifera* Gaertn. 的花蕾。别名：莲花、藕花、菡萏、菡萏、朱华、泽芝、玉环等。

【化学及营养成分】主要含槲皮素、木樨草素、异槲皮苷、木槲草素葡萄糖苷、山柰酚、山柰酚 -3- 半乳糖葡萄糖苷、山柰酸 -3- 二葡萄糖苷等成分。

【药理作用】具有抗菌、抗炎、止血等作用。

【性味与归经】苦、甘，温。归心、肝经。

【功能与主治】祛湿，止血。用于跌仆损伤，呕血，天疱疮。

【花季】6 ～ 7 月。

【注意事项】忌与地黄、葱、蒜合用；寒湿证及瘀阻重症不宜用；孕妇慎用。

1 荷花粥

【来源】《花卉养生饮食》。

【组成】荷花 10g，粳米 50g，白糖适量。

【制法】先将荷花煎汁，再将粳米洗净煮粥，待粥成时调入花汁，加入白糖稍煮即成。

【保健功能】活血散瘀，清暑宁神。

【临床应用】适用于热病烦躁。

【用法】温服。

2 荷花豆腐

【来源】《花卉养生饮食》。

【组成】鲜荷花瓣 10 朵，豆腐 150g，火腿 25g，水发香菇、葱花、淀粉各 15g，黄瓜 50g，黄酒 35g，鲜汤 250g，生姜末、味精、精盐各适量。

【制法】将鲜荷花瓣洗净，与火腿、水发香菇、黄瓜分别切丝备用。再将豆腐用开水焯一下，捞出后切片。荷花洗净，与火腿、水发香菇、黄瓜分别切成8厘米长的火柴棍粗的丝。将豆腐片摆在大汤盘里，把荷花丝、火腿丝、香菇丝、黄瓜丝，调好颜色，摆在豆腐片的一半的周围，再将另一半豆腐折回来盖住，加入黄酒、盐水、鲜汤，上笼蒸透，倒出余汤，放入大鱼盘中。炒锅置于旺火上，下葱花、生姜末煸香，加入鲜汤，用火烧开，放入黄酒、精盐、味精，再用湿淀粉勾稀芡，撒上余下的荷花瓣丝，烧开浇在豆腐上即成。

【保健功能】补气健脾，生津止渴。

【临床应用】适用于夏季暑热烦渴，食欲不佳。

【用法】佐餐食用。

3 荷花炒青椒

【来源】《花卉养生饮食》。

【组成】荷花瓣20片，青辣椒200g，酱油、白糖、精盐、湿淀粉、鲜汤适量。

【制法】荷花瓣洗净切小片，青辣椒切块备用。取碗1只，放入酱油、白糖、精盐、湿淀粉、鲜汤，兑成调味汁。炒锅置于旺火上，放油烧至七成热，下青辣椒炸出香味，烹入调味汁，汁浓后放荷花片炒匀，起锅装盘即可。

【保健功能】活血散瘀，祛风除湿，消暑。

【临床应用】适用于血淋、崩漏下血、暑热烦渴等。

【用法】佐餐食用。

4 炸荷花

【来源】《花卉养生饮食》。

【组成】白荷花瓣 12 片，豆沙馅 160g，鸡蛋 2 个，面粉 50g，糖渍桂花 10g，植物油适量。

【制法】白荷花瓣洗净切开，豆沙馅等分成 24 份，每片荷花上放上一份馅心，对叠包好待用。面粉放入碗内，放入鸡蛋清，加水搅拌成糊。炒锅烧热，放油烧至五成热，改用小火，将包好的荷花片放入面粉糊内挂满糊，用筷子钳入油锅中炸至浮起捞出。分 3 次炸，每次可炸 8 片。全部炸好后，改用中火，待油温热至六成热，再将炸过的荷花投入复炸一下，边炸边用手勺拨动，炸见荷花片呈淡黄色时捞出，撒上糖渍桂花后即可食用。

【保健功能】清暑降浊，养心安神。

【临床应用】适用于暑热烦躁不安。

【用法】佐餐食用或做餐前甜点。

5 荷花冰糖茶

【来源】《花花・食界》。

【组成】荷花、冰糖各适量。

【制法】将荷花择净，放入杯中，冲入滚开水适量，放入冰糖，浸泡片刻饮用。

【保健功能】清热解暑。

【临床应用】适用于暑热症。

【用法】每日1剂。

十四、栀子花

【来源】本品为茜草科栀子属植物栀子 *Gardenia jasminoides* Elli. 的干燥花。别名：薝卜花、山栀花、野桂花、白蟾花、雀舌花、玉瓯花、玉荷花。

【化学及营养成分】主要含栀子花酸、栀子苷、环烯醚萜类、黄酮类、三萜类、酚酸类等成分。

【药理作用】具有抗菌、抗炎、镇咳等作用。

【性味与归经】苦，寒。归肺、肝经。

【功能与主治】清肺止咳，凉血止血。用于肺热咳嗽，鼻衄。

【花季】6～7月。

【注意事项】脾胃虚寒、肺寒咳嗽者均不宜用。

1 栀子花茶

【来源】《花卉养生饮食》。

【组成】鲜栀子花12g，蜂蜜少许。

【制法】鲜栀子花加水煎汁，后加蜂蜜调服。

【保健功能】清肺凉血。

【临床应用】适用于肺热咳嗽。

【用法】每日1剂。

2 栀子花粥

【来源】《药膳食疗大全集》。

【组成】栀子花5朵，赤小豆25g，粳米50g，白糖少许。

【制法】将赤小豆、粳米洗净，一同加水煮粥。将熟时加栀子花、白糖稍煮即可。

【保健功能】清肺化痰。

【临床应用】适用于肺热咳嗽，症见咳吐黄痰。

【用法】温服，每日1剂。

3 凉拌栀子花

【来源】《花花·食界》。

【组成】栀子花500g，葱花、姜丝各适量，调味料少许。

【制法】将栀子花去杂洗净，放入沸水中煮沸，捞出沥水，晾凉后用筷子拨松，置于餐盘中，撒上葱花、姜丝，浇入香油、老醋、酌放食盐、味精，搅拌均匀即可。

【保健功能】清热凉血，解毒止痢。

【临床应用】适用于肺热咳嗽，痈肿，肠风下血。

【用法】佐餐食用。

4 栀子花炒蛋

【来源】《花花·食界》。

【组成】栀子花200g，鸡蛋3枚，葱花、姜丝适量，调味品少许。

【制法】栀子花去杂洗净，放入沸水中稍焯，切成碎末；鸡蛋磕入碗中，打匀；将栀子花放入鸡蛋中，搅拌均匀；锅中加油，烧至八成熟，倒入栀子蛋花，炸熟，撒上葱花、姜丝，加入食盐、味精，炒匀即可。

【保健功能】清热养胃，宽肠利气。

【临床应用】适用于胃热证，症见胃热口臭、牙龈肿痛、大便不畅等。

【用法】佐餐食用。

5 栀子花炒小竹笋

【来源】《花花·食界》。

【组成】栀子花200g，去壳小竹笋150g，腊肉100g，葱花、姜丝各适量，调味品少许。

【制法】栀子花去杂洗净，稍焯；去壳小竹笋斜切成薄片；腊肉切成小丁；锅中加油，烧至六成熟，将栀子花、小竹笋、腊肉一同倒入锅中，翻炒数遍，加葱花、姜丝，在翻炒至熟，酌加味精、食盐即可。

【保健功能】健脾开胃，清热利肠。

【临床应用】适用于胃肠积滞证，症见胃纳呆滞、饮食减少、腹胀便结等。

【用法】佐餐食用。

十五、茉莉花

【来源】本品为木犀科茉莉属植物茉莉 *Jasminum sambac* L. 干燥的花。别名：小南强、柰花、香魂。

【化学及营养成分】主要含苯甲醇及其酯类、茉莉花素、芳樟醇等成分。

【药理作用】具有促进胃肠蠕动、抗菌、抗炎、镇静、抗氧化等作用。

【性味与归经】辛、微甘，温。归脾、胃、肝经。

【功能与主治】理气开郁，辟秽和中。用于下痢腹痛，结膜炎，疮毒。

【花季】5～8月。

【注意事项】孕妇忌用。

1 茉莉花糯米酒

【来源】《茉莉花糯米酒的研制》。

【组成】茉莉花，优质糯米500g，食用柠檬酸，蔗糖，酒曲。

【制法】将优质糯米用水浸泡 11 ～ 24 小时（夏天约 11 小时，换 2 次水），浸泡至用手可碾碎即可。上锅蒸约 30 分钟后，自然冷却至 35℃左右，淋入凉开水（生糯米重量的 25%），搅拌，撒入酒曲（每 8g 可做 2 ～ 2.5kg 糯米），用搅拌器进行搅拌，然后将其置于干净容器内，并将其中心凹陷（便于出酒），再把容器放入恒温培养箱使其保持 30℃左右，发酵 24 ～ 36 小时，当可闻到酒香溢出时即得糯米酒。

将茉莉花用清水洗净，加入沸腾的纯净水中（茉莉花：纯净水 =1 ：10）浸泡 20 ～ 30 分钟，然后用干净的纱布过滤。得到茉莉花浸提液。取 60% 的糯米酒、20% 茉莉花浸提液、7% 的蔗糖和 0.10% 的食用柠檬酸，放入调配罐中进行调配，制得茉莉花糯米酒。

【保健功能】理气开郁，生津止渴，健脾和胃。

【临床应用】适用于口干、眼干、思虑过度、睡眠不足等症。也可用于预防心脑血管疾病，提高免疫力，延缓衰老。

【用法】每日 2 次，每次 20mL。

2 茉莉鸡片

【来源】《花花·食界》。

【组成】生鸡脯肉 120g，茉莉花 24 朵，鸡蛋 2 枚，盐、味精、胡椒粉、料酒等调味品适量。

【制法】鸡蛋去黄留清；生鸡脯肉剔去筋，洗净，切成薄片，放入凉水内浸泡后，捞起，用干布压净，放盐及湿淀粉、鸡蛋清，调匀，拌鸡片；茉莉花择去蒂，洗净；锅中加水烧开，锅离火，把鸡片逐片下锅，在开水里烫几秒捞出；烧开鸡清汤，用盐、味精、胡椒粉、料酒调好味，盛热汤把鸡片烫一下，捞入汤碗内，放入茉莉花，加入鸡清汤即可服食。

【保健功能】补虚强体。

【临床应用】适用于五脏虚损，贫血，疲倦无力等。

【用法】佐餐食用。

3 茉莉花粥

【来源】《花花·食界》。

【组成】鲜茉莉花60g，或者干茉莉花10g，粳米50g，冰糖适量。

【制法】将粳米淘干净，放入锅中，加清水适量，煮至粥熟后加入鲜/干茉莉花、冰糖等，再煮沸即可。

【保健功能】疏肝健脾。

【临床应用】适用于脾虚肝郁所致的溃疡病，症见腹胀、恶心呕吐、胃脘隐痛等。

【用法】温服。

4 茉莉玫瑰粥

【来源】《花花·食界》。

【组成】茉莉花10g，玫瑰花5朵，粳米100g，冰糖适量。

【制法】将茉莉花、玫瑰花、粳米分别去杂，洗净备用，粳米放入锅中，加清水适量，煮至粥熟后加入茉莉花、玫瑰花、冰糖等，再煮一二沸服食。

【保健功能】疏肝解郁，理气止痛。

【临床应用】适用于肝气郁结引起的胸胁疼痛，慢性肝炎肝区疼痛，妇女痛经等病症。

【用法】温服。

5 茉莉花糖饮

【来源】《花花·食界》。

【组成】茉莉花 5g，白砂糖适量。

【制法】将茉莉花、白砂糖加水 1500mL 煎沸，去渣，取汁饮用。

【保健功能】疏肝理气，解毒止痢。

【临床应用】适用于胸胁疼痛，腹痛下痢，疮疡肿毒。

【用法】代茶饮。

6 茉莉银耳

【来源】《食物功效与食疗全典》。

【组成】茉莉花 20 朵，银耳 25g，精盐、味精等调味品适量。

【制法】将银耳放入碗内用温水泡发，择洗干净，泡入凉水中；茉莉花去蒂，洗净；锅中加清水、精盐、味精烧开，撇去浮沫，倒入汤碗中，撒上茉莉花即成。

【保健功能】生津润肺，益气滋阴。

【临床应用】适用于肺热咳嗽，痰中带血，老年性支气管炎，慢性咽炎，肺结核咯血等。也可用于病后体弱的滋补。

【用法】佐餐食用。

7 枸杞茉莉鸡

【来源】《中国花卉养疗速查手册》。

【组成】枸杞子 15g，茉莉花 5g（干品），乌骨鸡 1 只（约 500g 左右），食盐少许。

【制法】将乌骨鸡宰后去毛杂，洗净；茉莉花用纱布包好，置于鸡腹中，缝住切口，然后将鸡及枸杞子放入锅内，加水炖至烂熟，去掉茉莉花，调入少许食盐即成。

【保健功能】滋肾养肝，理气开郁。

【临床应用】适用于免疫力低下患者的体质调理，症见神疲乏力、气短懒言、心胸烦闷等。

【用法】佐餐食用。

8 茉莉花冬瓜汤

【来源】《花花·食界》。

【组成】冬瓜 500g，茉莉花 3 朵，调味品适量。

【制法】将冬瓜去皮，切块，用常法烹熟后，加入茉莉花，再煮一二沸，调味服用。

【保健功能】清暑利湿，健脾止泻。

【临床应用】适用于暑邪引起的烦渴、纳差、泄泻。

【用法】佐餐食用。

9 茉莉花鳝片

【来源】《中国花卉保健食谱》。

【组成】鲜茉莉花 30 朵，黄鳝 500g，葱花、生姜末少许，麻油、精盐、淀粉、白糖、黄酒、精制植物油各适量。

【制法】将鲜茉莉花洗净，放入清水内浸泡片刻，控干待用。黄鳝剖洗干净，加入少许精盐腌渍，放入沸水锅内烫一下，取出，过凉水洗净，切成片，加精盐、淀粉、白糖腌渍上浆。炒锅上火，放油烧热，下葱花、生姜末爆香，下鳝鱼片，加入黄酒、精盐、味精调味，用湿淀粉勾芡，撒上茉莉花瓣，炒匀，淋上麻油，出锅即成。

【保健功能】补脾和胃，理气消食。

【临床应用】适用于脾胃虚弱证，症见纳差食少、肢软乏力等。

【用法】佐餐食用。

十六、百合花

【来源】本品为百合科百合属植物百合卷丹 *Lilium brownii* var. *viridulum*、卷丹 *L. lancifolium*、细叶百合 *L. pumilum* 的花蕾。别名：强瞿、番韭、山丹、倒仙。

【化学及营养成分】主要含己糖激酶、蛋白质、脂肪、淀粉、还原糖、维生素等成分。

【药理作用】具有镇咳、安神、抗疲劳、利尿、抗癌等作用。

【性味与归经】甘、微苦，微寒。归心、肺经。

【功能与主治】润肺降火，宁心安神。用于咳嗽，眩晕，夜寐不安，天疱疮。

【花季】5～7月。

【注意事项】风寒咳嗽、中寒便溏者忌用。

1 枸杞百合花茶

【来源】《中华枸杞应用宝典》。

【组成】枸杞子5g，百合花10g。

【制法】将枸杞子、百合花洗净，放入杯中，冲入沸水，加盖焖10分钟。

【保健功能】养阴利咽。

【临床应用】适用于慢性咽炎。

【用法】每日1剂，连用1周。

2 蜜蒸百合

【来源】《花卉药膳与食疗》。

【组成】鲜百合花50g，蜂蜜15g。

【制法】鲜百合花放在开水中焯一下，再放入冷水中浸泡片刻，挤干水分，切成丝，放入碗中；加入蜂蜜，放在蒸笼中，用小火蒸熟软即成。

【保健功能】养阴润肺，宁心安神。

【临床应用】适用于支气管炎、咳嗽、失眠、神经衰弱、女性更前期综合征等。

【用法】每日 1 剂，用于安神可睡前食用。

3 百合花莲子粥

【来源】《花卉药膳与食疗》。

【组成】百合花 30g，去心莲子 20g，糯米 200g，白糖适量。

【制法】将百合花撕成瓣洗净，再把去心莲子、糯米淘洗干净，放入铝锅内，加清水适量，置旺火烧沸，移小火上熬成粥，下百合花略煮，用白糖调味即可。

【保健功能】补脾益肺，驻颜美容。

【临床应用】适用于脾虚泄泻、带下病、皮肤粗糙等。

【用法】可作早餐。

4 百合花鲫鱼汤

【来源】《中国药膳大典》。

【组成】百合花 25g，鲫鱼 2 尾，葱段及调味品适量。

【制法】先将鲫鱼去鳞、鳃、内脏，洗净炒锅上火，放鱼、葱段和适量清水，先用旺火烧沸，再改用小火炖至熟烂，撒上百合花，加入精盐、味精、胡椒粉等调味，盛入汤碗中即成。

【保健功能】益智补脑，养心安神。

【临床应用】适用于脑过度引起的失眠多梦、健忘头昏、心律失常。

【用法】佐餐食用。

十七、雪莲花

【来源】本品为菊科风毛菊属植物绵头雪莲花 *Saussurea laniceps* Hand.-Mazz.、雪兔子 *Saussurea gossypiphora* 和毛头雪莲花 *S. eriocephala Franch* 的带花全株。别名：雪莲、霄荷花、大拇花、大木花。

【化学及营养成分】主要含黄酮类、香豆素类等成分。

【药理作用】具有抗炎、镇痛、终止妊娠、兴奋子宫等作用。

【性味与归经】甘、微苦，温。归肝、脾、肾经。

【功能与主治】除寒壮阳，调经止血。用于阳痿，腰膝软弱，妇女带下、崩漏，月经不调，风湿性关节炎，外伤出血。

【花季】7 ～ 8 月。

【注意事项】孕妇、阴虚火旺者忌用。

1 雪花鸡汤

【来源】《中国药膳大辞典》。

【组成】雪莲花 5g，峨参 2.5g，党参 15g，鸡肉、薏苡仁各

500g，葱、姜、料酒、盐、鸡精各适量。

【制法】将薏苡仁、鸡肉洗干净放入砂锅内，雪莲花、峨参、党参洗净装入纱布袋后一并加入，向砂锅内倒入清水，加入葱、姜、料酒，先大火煮开后转小火炖 2 ～ 3 小时，加入精盐、鸡精调匀即成。

【保健功能】温肾壮阳，补中益气，行水通痹。

【临床应用】适用于脾肾阳虚证，症见腰膝酸软、水肿肢冷、倦怠乏力、小便不利、阳痿早泄、月经不调、风湿痹痛等。

【用法】佐餐食用。

2 雪莲花酒

【来源】《中国药膳大辞典》。

【组成】雪莲花 30g，白酒 500mL。

【制法】雪莲花洗净，浸于白酒内 1 周即得。

【保健功能】补肾阳，强筋骨。

【临床应用】适用于肾阳不足证，症见阳痿、腰膝酸软、关节冷痛等。

【用法】每次饮用 10mL，每日 2 次。

3 雪凤鹿筋汤

【来源】《中医食疗药膳学》。

【组成】干鹿筋 200g，雪莲花 3g，蘑菇片 50g，鸡脚 200g，火腿片 25g，绍酒 10g，高汤、姜片、葱白、盐、味精各适量。

【制法】将干鹿筋洗净，放入水中，待发涨后，修净筋膜，切成条块下锅，加入姜片、葱节、绍酒和水，煨透取出，除去葱、姜，放入坛子内；鸡脚用开水烫透，脱去黄皮，斩去爪尖，拆去大骨，洗净，放入坛内；雪莲花洗净后，用装入纱布袋，亦放入坛内，上面放火腿片、蘑菇片，加入高汤、绍酒、生姜、葱白，上笼蒸至鹿筋熟软时取出，滗出原汤，汤中加入味精，食盐，搅匀后倒入坛子内，再蒸半小时，取出即成。

【保健功能】补肝肾，强筋骨，除风湿，止痹痛。

【临床应用】适用于肝肾不足证，症见关节疼痛、腰膝酸软、体倦乏力等。

【用法】佐餐食用。

十八、杜鹃花

【来源】本品为杜鹃花科植物杜鹃 *Rhododendron simsii* Planch. 的干燥花。别名：红踯躅、山踯躅、山石榴、映山红。

【化学及营养成分】主要含花色苷、黄酮醇类等成分。

【药理作用】具有止咳祛痰、抗白内障等作用。

【性味与归经】甘、酸，平。归肝、脾、肾经。

【功能与主治】和血调经，止咳祛痰，祛风除湿，解毒疗疮。用于吐血，衄血，崩漏，月经不调，咳嗽，风湿痹痛，痈疖疮毒。

【花季】4～5月。

【注意事项】孕妇忌用。

1 杜鹃花茶

【来源】《中国药茶大全》。

【组成】杜鹃花 2g，白芷 3g，绿茶 3g。

【制法】杜鹃花、白芷、绿茶放入杯中，冲入沸水，加盖焖 10 分钟。

【保健功能】活血调经，祛风止痛。

【临床应用】适用于跌打瘀肿，外伤出血，皮肤疥疮，肿毒等。

【用法】代茶频饮。

2 杜鹃花酒

【来源】《中国食疗本草新编》。

【组成】杜鹃花 100g，白酒 1000mL。

【制法】杜鹃花洗净晒干，浸泡于 1000mL 白酒中，密封 7 天后饮酒。

【保健功能】祛风湿，止痹痛。

【临床应用】适用于风湿痹痛。

【用法】每日 1 次，每次 15～20mL。

3 杜鹃花炖猪脚

【来源】《药用花卉》。

【组成】杜鹃花（白花）15g，猪蹄1个，姜片、黄酒、食盐、味精各适量。

【制法】将杜鹃花、猪蹄洗净切块，于锅中加水大火烧开，撇去浮沫，加姜片、黄酒，转小火炖至酥烂，下食盐、味精调匀。

【保健功能】清热利湿，止带。

【临床应用】适用于白带过多。

【用法】食肉喝汤。

十九、桃花

【来源】本品为蔷薇科桃属植物桃 *Amygdalus persica* L. 的花。

【化学及营养成分】主要含山柰酚、香豆精、绿原酸、桃皮素等成分。

【药理作用】具有促进皮肤代谢、利尿消肿、改善胃肠蠕动等作用。

【性味与归经】苦，平。归心、肝、大肠经。

【功能与主治】利水消肿，活血化瘀。用于水肿，脚气，痰饮，石淋，便秘，闭经，癫狂，疮疹。

【花季】3～4月。

【注意事项】孕妇忌用。

1 桃花猪蹄美颜粥

【来源】《中华家庭药膳全书》。

【组成】桃花100g，猪蹄1只，粳米100g，调料适量。

【制法】桃花焙干，研细末；猪蹄皮肉与骨头分开，置锅内加水适量，武火煮沸，撇去浮沫，改用文火炖至猪蹄熟烂时将骨头取出，加入粳米及桃花末，继续用文火熬粥，待粥将熟时加调料适量拌匀即成。

【保健功能】活血润肤，益气通乳，化瘀生新。

【临床应用】适用于面部有色斑的哺乳期女性。

【用法】温服，月经量多者忌用。

2 桃花酒

【来源】《药膳良方》。

【组成】桃花20g，白酒500mL。

【制法】将桃花洗净、晾干水分，装入白酒坛中，浸泡15天后去渣即成。

【保健功能】活血润肤。

【临床应用】适用于皮肤老化。

【用法】每晚睡前口服10～20mL。

3 桃花酒酿粥

【来源】《中华家庭药膳全书》。

【组成】桃花（干品）1g，甜酒酿 100g，西米 100g，鸡蛋 1 个，红枣 50g，桂花糖 10g，红糖 50g。

【制法】桃花焙干，研成细末，备用。将西米放在冷水中浸泡一晚；将甜酒酿、红枣、西米（连浸泡的清水）一起置于砂锅中，旺火煮沸，打入鸡蛋，加入桃花细末，搅匀，改用文火煨粥，粥成时放入红糖、桂花糖，拌匀。

【保健功能】活血通经，益气生津，补血通乳，丰肌泽颜。

【临床应用】适用于脸上有色斑、痛经、月经不调的女性和分娩后的产妇。

【用法】每日 1 次，早晨空腹服用。

二十、杏花

【来源】本品为蔷薇科杏属植物杏 *Armeniaca vulgaris* 的花。

【化学及营养成分】主要含芸香苷、槲皮素 -3- 鼠李葡萄糖苷等黄酮类成分，另含葡萄糖、果糖、蔗糖、棉子糖、密二糖等。

【药理作用】具有美容养颜、改善女性贫血等作用。

【性味与归经】苦，温。归脾、肾经。

【功能与主治】活血补虚。用于女子不孕，肢体痹痛，手足逆冷。

【花季】3 ～ 5 月。

【注意事项】阴虚咳嗽、大便溏泄者忌用。

1 杏花茶

【来源】《常用花类中草药图典》。

【组成】杏花 1g，杜仲 3g。

【制法】用开水泡饮或用杜仲的煎煮液冲泡杏花即成。

【保健功能】祛风湿，强筋除痹。

【临床应用】适用于风湿痹痛。

【用法】代茶饮。

2 杏花虾蟹豌豆汤

【来源】《中国花馔 500 种》。

【组成】鲜杏花 12 朵，鲜青虾 180g，鲜豌豆 180g，熟蟹肉 80g，鸡蛋 1 个，鸡汤 850mg，精盐、料酒、白胡椒面、味精、湿淀粉、猪油各适量。

【制法】将鲜杏花摘取花瓣，放入清水中洗净，控水，鲜豌豆去皮，均放盘内；把鲜青虾洗净，去外壳，用白纱布轻轻挤干水，放入碗内加入少许精盐、味精、鸡蛋清、湿淀粉拌匀上浆；炒锅用清水洗净，置在火上，放入猪油烧至六成热时，放入虾仁，轻拨散滑透，捞沥控油。同时，在锅内留油少许，烧热，放入鲜豌豆炒熟，注入鸡汤、精盐少许，加料酒、白胡椒面、味精，下入虾仁、熟蟹肉，烧沸后轻轻地撇去浮沫，撒上杏花瓣；淋入鸡油，盛入大汤碗内即成。

【保健功能】补肾壮阳，通乳，托毒。

【临床应用】适用于阳痿、乳汁不下、丹毒、痈疽等。

【用法】佐餐食用。

3 杏花马蹄肉

【来源】《美味药膳》。

【组成】杏花 12 朵，马蹄（即荸荠）、猪里脊肉、花生油、酱油、精盐、白糖、姜丝各适量。

【制法】将马蹄去皮，清水洗净，用刀将每个切成 4 块；杏花摘瓣洗净；猪里脊肉洗净，切成薄片。炒锅清洗净，置旺火上，加入花生油，待油五成热时，放入姜丝、马蹄、肉片炒至半熟，及时放入酱油、糖、精盐及少许清水，盖锅。待肉熟时，拣去姜丝，放入适量味精，尝好口味，装盘，撒上杏花瓣。

【保健功能】益气宽中，开胃消食。

【临床应用】适用于胸中实热、噎膈、消渴、黄疸等。

【用法】佐餐食用。

二十一、鸡冠花

【来源】本品为苋科植物鸡冠花 *Celosia cristata* L. 的干燥花序。别名：鸡髻花、鸡公花、鸡角枪、鸡冠头、鸡骨子花、老来少。

【化学及营养成分】主要含山柰苷、苋菜红苷、苋菜红素、松醇等成分。

【药理作用】具有止血、抗氧化、延缓衰老、抗疲劳、增强免疫、抗肿瘤等作用。

【性味与归经】甘、涩，凉。归肝、大肠经。

【功能与主治】收敛止血，止带止痢。用于吐血，崩漏，便血，痔血，赤白带下，久痢不止。

【花季】8～10月。

【注意事项】孕妇、儿童慎用；湿滞未尽者不宜食用。

1 龟胶鸡冠花蛋汤

【来源】《花花·食界》。

【组成】鸡蛋3个，龟胶20g，鸡冠花75g，胡椒粉、食盐适量，其他调料品适量。

【制法】将鸡蛋在碗内打匀，放上龟胶搅均匀；鸡冠花洗净，切成片；炒锅内放鸡油炒熟鸡蛋，加猪肉汤煮沸2分钟后，下鸡冠花、胡椒粉、食盐，煮熟，起锅入碗，撒上葱花即可食用。

【保健功能】滋阴润燥，凉血止血。

【临床应用】适用于肺燥咳嗽、月经不调、经来量少、肺结核等。

【用法】每天1次，连服7天。

2　燕窝鸡冠花肺片汤

【来源】《花花 · 食界》。

【组成】燕窝 18g，净猪肺片 300g，鸡冠花、精盐、料酒、姜葱汁各适量。

【制法】将燕窝洗净，加入清水上笼蒸至燕窝软烂。将清汤、精盐、料酒、姜葱汁、蒸软的燕窝、焯水后的净猪肺片放入净锅内，置旺火上烧沸后，下净鸡冠花片烧沸、煮熟而入味后即可食用。

【保健功能】滋阴润燥，补益脾胃。

【临床应用】适用于肺结核、慢性胃炎、消化性溃疡等。

【用法】佐餐食用。

3　鸡冠花莲草肥肠

【来源】《花花 · 食界》。

【组成】鸡冠花 150g，肥肠 200g，葱段 15g，生姜片 10g，旱莲草汁水 40g，调料适量。

【制法】肥肠清洗干净汆水，切成小节放入锅内，加入葱段、生姜片、旱莲草汁水和适量高汤炖煮 1 小时左右，下鸡冠花及精盐，再煮 20 分钟即可。

【保健功能】凉血止血，补益肝肾。

【临床应用】适用于阴虚血热证，症见吐衄、便血、尿血、崩漏。也可用于肝肾亏虚所致的头目眩晕、须发早白、牙齿松动。

【用法】佐餐食用。

4 莲藕鸡冠花膏

【来源】《中国膏药配方配制全书》。

【组成】莲藕 1000g，鸡冠花 500g，蜂蜜适量。

【制法】将上药择净，放入锅中，加入清水适量，文火水煎两次，将两次煎出的汤液合并，文火浓缩，兑入等量蜂蜜，煮沸后温装瓶。

【保健功能】清热解毒，化湿止带。

【临床应用】适用于湿热带下。

【用法】温开水冲服，每次 10 ～ 20mL，每日 3 次。

5 鸡冠花酒

【来源】《中国药膳大辞典》。

【组成】鸡冠花 15g，酒适量。

【制法】鸡冠花洗净，酒煎。

【保健功能】清热凉血，收敛固涩。

【临床应用】适用于产后血瘀腹痛，久痢。

【用法】温服。

二十二、枇杷花

【来源】本品为蔷薇科植物枇杷的花 *Eriobotrya japonica* Thunb. 的花。别名：土冬花。

【化学及营养成分】主要含挥发油、低聚糖等成分。

【药理作用】具有镇痛、止咳等作用。

【性味与归经】淡，平。归肺经。

【功能与主治】疏风止咳。用于头风，鼻塞流涕，虚劳久嗽，痰中带血。

【花季】10 ～ 12 月。

【注意事项】无。

1 枇杷花粥

【来源】《新食疗本草》。

【组成】枇杷花 10g，大米 100g，冰糖适量。

【制法】将枇杷花择净，水煎取汁，加大米煮粥，待熟时调入冰糖，再煮一二沸即成。

【保健功能】宣肺止咳。

【临床应用】适用于伤风咳嗽。

【用法】每日 1 剂。

2 枇杷花炖肉

【来源】《中国花膳与花疗》。

【组成】枇杷花 6g，鲜地棕根 120g，珍珠、石竹根、淫羊藿各 60g，猪肉适量。

【制法】将枇杷花、鲜地棕根、珍珠、石竹根、淫羊藿、猪肉洗净去杂，加水炖熟透，即可。

【保健功能】益气补血，化痰止咳。

【临床应用】适用于肺痨咳嗽。

【用法】佐餐食用。

3 枇杷花白蜡花饮

【来源】《中国花膳与花疗》。

【组成】枇杷花 9g，白蜡花 6g，冰糖、米汤各适量。

【制法】枇杷花、白蜡花洗净，放入冰糖、米汤，煮沸 10 分钟即可。

【保健功能】润肺止咳，化痰平喘。

【临床应用】适用于哮喘。

【用法】温服。

4 枇杷花蜜浆

【来源】《中国花膳与花疗》。

【组成】枇杷花、辛夷等量，蜂蜜适量。

【制法】枇杷花、辛夷洗净烘干，等量混合研末，即可。

【保健功能】疏风解表。

【临床应用】适用于伤风感冒。

【用法】每取6g与蜂蜜拌匀，蒸服。

二十三、金盏菊花

【来源】本品为菊科植物金盏菊 *Calendula officinalis* L. 的花。别名：大金盏花、水涨菊、山金菊、金盏花、灯盏花。

【化学及营养成分】主要含类胡萝卜素、挥发油、甾醇类、三萜类、酚酸类、黄酮类等成分。

【药理作用】具有抗微生物、降血脂、调节免疫系统功能、镇静等作用。

【性味与归经】淡，平。归心、肾经。

【功能与主治】凉血止血，清热泻火。用于肠风便血，目赤肿痛。

【花季】4～7月。

【注意事项】贫血、体寒者及孕妇不宜食用。

1 三味金菊花茶

【来源】《中国花膳与花疗》。

【组成】金盏菊花、蜡梅花及千日红花各少许。

【制法】将金盏菊花、蜡梅花、千日红花洗净，放入杯中，冲入沸水，加盖焖 10 分钟。

【保健功能】清热泻火。

【临床应用】适用于实热证。

【用法】代茶饮。

2 金盏菊冰糖饮

【来源】《中国花膳与花疗》。

【组成】鲜金盏菊花 10 朵，冰糖适量。

【制法】将金盏菊花洗净，加水煮沸，调入冰糖即成。

【保健功能】凉血止血。

【临床应用】适用于肠风便血。

【用法】代茶饮。

3 金菊半枝莲汤

【来源】《中国花膳与花疗》。

【组成】金盏菊花 10g，半枝莲 30g。

【制法】将金盏菊花、半枝莲洗净，加适量清水，大火煮沸后，改用文火熬 20 分钟，取其汁饮用。

【保健功能】清热解毒。

【临床应用】适用于慢性肠炎、肠溃疡、肠风便血。

【用法】每日 1 ～ 2 次。

二十四、金雀花

【来源】本品为豆科金雀花属植物金雀花 *Parochetus communis* 的花。别名：坝齿花、金鹊花、紫雀花、黄雀花、阳雀花、猪蹄花、斧头花、阳鹊花。

【化学及营养成分】主要含黄酮苷、皂苷、酚性物质、树脂、生物碱、内酯类等成分。

【药理作用】具有抗哮喘、抗炎等作用。

【性味与归经】酸、涩，温。归肝、脾经。

【功能与主治】滋阴，和血，健脾。用于劳热咳嗽，头晕腰酸，妇女气虚白带，小儿疳积，乳痈，跌仆损伤。

【花季】4～6月。

【注意事项】无。

1 金雀花蒸蛋

【来源】《中国花膳与花疗》。

【组成】金雀花 50g，鸡蛋 2 个，盐适量。

【制法】水烧开，加入洗净金雀花，略烫后捞起，用冷水浸泡两三分钟，切碎。金雀花加入打散鸡蛋液，加少许清水、适量盐搅拌均匀，盖上保鲜膜，蒸熟即可。

【保健功能】补益肾气。

【临床应用】适用于肾气亏虚证，症见头晕头痛、腰膝酸软、耳鸣眼花。

【用法】佐餐食用。

2 金雀花炒肉片

【来源】《保健花膳》。

【组成】金雀花 150g，猪肉 150g，淀粉、料酒、盐、油、酱油、葱花、姜末各少许。

【制法】将金雀花洗净备用，猪肉切片，加入适量的酱油、料酒和淀粉拌匀，腌制 5 分钟。锅烧热，放入植物油，下姜末和猪肉片翻炒片刻，下金雀花，加盐、葱花继续翻炒熟透即可。

【保健功能】滋阴补阳。

【临床应用】适用于阴阳俱虚证，症见虚劳咳嗽、气血痨伤、头晕头痛、腰膝酸痛、耳鸣眼花等。

【用法】佐餐食用。

3 金雀花炒竹笋

【来源】《花卉药膳与便方》。

【组成】金雀花 150g，竹笋 150g，精盐、味精、葱花、植物油各适量。

【制法】金雀花洗净，竹笋洗净切片。炒锅置火上，加油烧热，下笋片，加精盐、味精、葱花，下金雀花，炒熟即成。

【保健功能】润肺化痰，健脾补肾。

【临床应用】适用于肺热咳嗽、头晕头痛、耳鸣眼花、腰膝酸痛、白带过多等症。

【用法】佐餐食用。

二十五、南瓜花

【来源】本品为葫芦科南瓜属植物南瓜 *Cucurbita moschata* Duch. Ex Poir. 的花。

【化学及营养成分】主要含蛋白质、氨基酸、脂肪、糖类和生物酶等成分。

【药理作用】具有抗炎、保护心脏、防癌抗癌等作用。

【性味与归经】甘，凉。归肺、肝、大肠经。

【功能与主治】清湿热，消肿毒。主治黄疸，痢疾，咳嗽，痈疽肿毒。

【花季】6 ～ 7 月。

【注意事项】脾胃虚寒者不宜用。

1　苦瓜拌南瓜花

【来源】《保健花膳》。

【组成】南瓜花 10 朵，苦瓜 150g，香油 25g，香葱花 15g，精盐、味精适量。

【制法】苦瓜去籽、洗净、切成片，拌上少量精盐；南瓜花洗净，改刀成条，投入沸水锅中焯水至断生，捞起用冷开水透凉，沥干水分，与苦瓜、味精、香葱花、香油拌均匀，盛入盘内即成。

【保健功能】清湿热，解暑热，消肿毒。

【临床应用】适用于暑热烦躁。

【用法】佐餐食用。

2 油煎南瓜花饼

【来源】《蔬菜养疗 148 例》

【组成】南瓜花 250g，面粉 150g。

【制法】将南瓜花去花柄洗净，面粉加水调稠糊，放盐搅匀，将南瓜花放入搅匀。锅内放油烧热后，将南瓜花糊一大勺放入，用铲压成饼状，两面煎黄即可。

【保健功能】清热利湿。

【临床应用】适用于痢疾、黄疸。

【用法】佐餐食用。

3 青椒炒南瓜花

【来源】《花卉药膳与便方》。

【组成】南瓜花 18 朵，青椒 100g，干花椒 12 粒，姜片 8g，食油 35g，味精 2g，精盐 3g。

【制法】南瓜花洗净，每朵花用刀剖成两片；青椒洗净，去籽，切成粗丝；炒锅内放食油烧热，下姜片、干花椒、精盐、青椒丝炒几下，再下南瓜花合炒片刻后，放味精拌匀，起锅即成。

【保健功能】健脾开胃。

【临床应用】适用于食欲减退。

【用法】佐餐食用。

二十六、梅花

【来源】本品为蔷薇科植物梅 *Prunus mume* Sieb. 的干燥花蕾。别名：白梅花、绿萼梅、绿梅花。

【化学及营养成分】主要含挥发油，油中含苯甲醛、苯甲醇、4-松油烯醇、苯甲酸、异丁香油酚等成分。

【药理作用】具有调整胃肠功能、止咳等作用。

【性味与归经】微酸，平。归肝、胃、肺经。

【功能与主治】疏肝和中，化痰散结。用于肝胃气痛，郁闷心烦，梅核气，瘰疬疮毒。

【花季】3 月。

【注意事项】胃酸增多性胃炎、阴虚重症者禁用。

1 梅花粥

【来源】《食疗药膳养生大全》。

【组成】白梅花 5g，粳米 80g。

【制法】先将粳米煮成粥，再加入白梅花，煮 3 分钟即可。

【保健功能】疏肝理气，养肝明目。

【临床应用】适用于肝气不舒，食欲不振，视物昏花。

【用法】每次 1 碗，每天 2 次，连服 1 周。

2 蜡梅花虾仁豆腐汤

【来源】《花卉食疗》。

【组成】鲜蜡梅花 30 朵，豆腐 4 块，虾仁 50g，姜、葱、鸡汤、精盐、味精、白胡椒面、醋、香油、猪油适量。

【制法】将鲜蜡梅花择洗净，泡在冷水内。豆腐切成约 1.5 厘米见方的小薄片，姜、葱分别切成细末。虾仁去杂洗净；锅烧热，放入猪油，五成热寸，下入葱姜末炒出香味，虾仁下入煸炒几下，加入鸡汤、精盐、白胡椒面、豆腐片，汤沸后，撇去浮沫，加入鲜蜡梅花。味精、醋、香油，翻搅一下即可。

【保健功能】清热生津，和中润燥。

【临床应用】适用于胃热内盛证，症见口干、烦躁、大便干结等。

【用法】佐餐食用。

二十七、黄花

【来源】本品为百合科植物黄花菜 *Hemerocallis citrina* 的花。别名：臭矢菜、羊角草、向天癀、黄花蝴蝶草、蚝猪钻床。

【化学及营养成分】主要含 γ- 羟基谷氨酸、琥珀酸、β- 谷甾醇、天门冬素、秋水仙碱、海藻糖酶等成分。

【药理作用】具有明目、健脑、抗衰老、降压、降脂等作用。

【性味与归经】苦、辛，温。归肝、膀胱经。

【功能与主治】散瘀消肿，祛风止痛，生肌疗疮。用于跌打肿痛，劳伤腰痛，疝气疼痛，头痛，痢疾，疮疡溃烂，耳尖流脓，眼红痒痛，白带淋浊。

【花季】5 ～ 9 月。

【注意事项】新鲜黄花不宜多食，因含有多种生物碱，会引起腹泻等中毒现象；一次食用不宜超过 50g。

1 黄花煨猪肉

【来源】《花卉药膳与便方》。

【组成】黄花（干）50g，猪肉 200g，黄豆 100g，葱、姜、精盐、米酒各适量。

【制法】干黄花、黄豆均用温水泡发 2 小时后洗净，捞出。黄花切成3厘米长的小段，备用。猪肉洗净，切块，加清水煮沸，撇去浮沫，加葱、姜、米酒、黄豆，用小火煨2小时，放入黄花、精盐，用小火烧至肉酥豆烂，调味即成。

【保健功能】补虚下奶，平肝利尿。

【临床应用】适用于头昏，小便不利，水肿，乳汁分泌不足，乳汁难下等。

【用法】佐餐食用。

2 黄花炒牛肉丝

【来源】《花卉药膳与便方》。

【组成】鲜黄花200g，牛肉250g，鸡蛋1只，大葱、姜丝、精盐、酱油、味精、料酒、湿淀粉、花生油各适量。

【制法】取鲜黄花洗净，切成两段，大葱切2厘米左右的小段备用。鸡蛋分离蛋清，牛肉洗净，切丝，加料酒、酱油、鸡蛋清和湿淀粉抓匀，再加入少量花生油腌制5分钟。热锅凉油，加入葱段和姜丝爆香，放入牛肉丝迅速翻炒几下，盛出肉丝，锅内留少许油，放入黄花大火翻炒至熟透，将牛肉丝倒回锅中，加盐、味精调味即可。

【保健功能】清热利尿，健胃益气，补虚损。

【临床应用】适用于血尿，小便不利。也可以用于脾胃虚弱、气血不足、失眠者的调理。

【用法】佐餐食用。

3 黄花大枣粥

【来源】《花卉药膳与便方》。

【组成】黄花 30g，大枣 20g，糯米 150g，蜂蜜或冰糖适量。

【制法】黄花洗净，用温水泡发 2 小时，捞出，切成 3 厘米长；大枣洗净，去核；糯米淘洗净，放入锅内加适量清水，煮粥；粥熟时，放入黄花、大枣，稍煮片刻加蜂蜜或冰糖调味。

【保健功能】健脾益气。

【临床应用】适用于产后或病后身体虚弱者，症见倦怠乏力、少气懒言、食欲不振、头晕眼花、心烦不寐、健忘多梦等。

【用法】温服。

4 黄花甲鱼汤

【来源】《花花・食界》。

【组成】黄花 10g，甲鱼 1 只，知母、生地各 20g，姜片、葱段、盐、味精、胡椒粉各适量。

【制法】黄花洗净、切段，甲鱼宰杀、清理干净；知母、生地均切成薄片，用纱布袋包好，扎紧；将甲鱼、黄花放入锅中，加适量水，放入药包及少许姜片、葱段，用中火炖至熟烂，除去药包，调入适量盐、味精和胡椒粉，稍炖即可。

【保健功能】滋养阴液，清虚热，宁心神。

【临床应用】适用于阴虚内热证，症见形体消瘦、午后颧红、潮热盗汗、骨蒸劳热、心烦心悸、失眠多梦、干咳咯血等。

【用法】佐餐食用。

二十八、蔷薇花

【来源】本品为蔷薇科蔷薇属植物野蔷薇 *Rosa multiflora* 的花。别名：刺花、白残花、柴米米花。

【化学及营养成分】主要含黄芪苷及挥发油。其中挥发油含 28 种化合物，主要包括 2,5,5- 三甲基庚二烯，牻牛儿酸甲酯等。

【药理作用】具有利胆、抑菌等作用。

【性味与归经】苦、涩，寒。归胃、大肠经。

【功能与主治】清暑化湿，顺气和胃。用于暑热证，症见胸闷、口渴、呕吐、不思饮食、口疮口糜。

【花季】5 ～ 6 月。

【注意事项】脾胃虚寒者及孕妇慎用。

1 蔷薇花粥

【来源】《花卉药膳与便方》。

【组成】蔷薇花 15g，淮山药 20g，粳米 50g，白糖适量。

【制法】将蔷薇花洗净，切细；山药洗净，切片；粳米淘净，与蔷薇花同放入锅中，加清水适量，煮至米熟，加入山药片，待熟时加入白糖，煮至米烂成粥。

【保健功能】顺气和胃。

【临床应用】适用于食欲不振。

【用法】每日1～2次，连用1周。

2 蔷薇什香鸡条

【来源】《现代家庭药膳》。

【组成】鲜蔷薇花2朵，生鸡脯肉200g，黄瓜5g，熟冬笋50g，番茄酱15g，辣酱油10g，白糖25g，姜汁15g，葱头25g，大蒜1头，咖喱粉5g，百里香粉3g（或五香粉），白兰地酒25g，藕粉15g，香油15g，生菜油250g，米醋15g，胡椒粉2.5g，熟芝麻15g，精盐适量。

【制法】将鲜蔷薇花取瓣，洗净，入盘，待用。生鸡脯肉去掉老皮和筋膜，洗净，用刀切成条，放在瓷碗里，加姜汁腌渍，再放入白兰地酒、藕粉、精盐，上浆，再滚些藕粉。炒勺烧热，放入生菜油，待五成热时，放入鸡条、熟冬笋、黄瓜条滑油，再将三条一起捞出，控油。炒勺留少许油，放葱头末、大蒜末煸炒出香味，放咖喱粉、百里香粉，炒匀，放辣酱油、糖、精盐、味精、番茄酱及少许清水，大火烧开，放入鸡条、冬笋条、黄瓜条、蔷薇花片，煨开，入味，用藕粉勾芡，出勺，入盘，淋少许香油，撒熟芝麻，即可。

【保健功能】清暑和胃。

【临床应用】适用于暑热胸闷，暑热烦渴，伤暑。

【用法】佐餐食用。

二十九、蒲公英

【来源】本品为菊科蒲公英属植物蒲公英 *Taraxacum mongolicum* Hand.–Mazz、碱地蒲公英 *Taraxacum borealisinense* Kitam. 和同属多种植物的全草。别名：黄花地丁、婆婆丁、公英。

【化学及营养成分】主要含蒲公英甾醇、胆碱、菊糖和果胶等成分。

【药理作用】具有抗菌、通乳、抗肿瘤、利胆等作用。

【性味与归经】苦、甘，寒。归肝、胃经。

【功能与主治】清热解毒，消肿散结，利尿通淋。用于疔疮肿毒，乳痈，淋病，目赤，咽痛，肺痈，肠痈，湿热黄疸，热淋涩痛。

【花季】4 ～ 5 月。

【注意事项】阳虚外寒、脾胃虚弱者忌用。

1 蒲肝茶

【来源】《家庭保健茶饮》。

【组成】蒲公英 5g，茵陈 5g，柴胡 3g，栀子 3g，郁金 3g，茯苓 3g，绿茶 10g。

【制法】用 400mL 水煎煮蒲公英、茵陈、柴胡、栀子、郁金、茯苓至水沸后，过滤，冲泡绿茶5～10分钟即可。

【保健功能】清热除湿，理气。

【临床应用】适用于慢性肝炎。

【用法】每日1剂。

2 蒲公英炒肉丝

【来源】《中国花卉保健食谱》。

【组成】蒲公英100g，猪肉250g，料酒、精盐、味精、酱油、葱、姜、湿淀粉、食用油适量。

【制法】蒲公英洗净，如沸水锅焯一下，捞出沥干，切段。猪肉洗净切丝，将料酒、精盐、味精、酱油、葱、姜同时放入碗中搅匀成调味汁。热锅凉油，煸炒肉丝，加入调味汁炒至肉丝熟，投入蒲公英继续翻炒至入味即成。

【保健功能】解毒散结，滋阴润燥。

【临床应用】适用于疔毒疮肿，瘰疬，目赤，便秘，小便短赤涩痛等。

【用法】佐餐食用。

3 蒲公英炒香附

【来源】《花卉药膳与便方》。

【组成】蒲公英300g，香附子300g，色拉油、麻油、精盐、姜适量。

【制法】蒲公英洗净，入沸水焯一下，捞出沥干，切碎备用。

香附子洗净切碎，姜切丝，色拉油、麻油入锅烧热，放入蒲公英、香附子、姜，加入盐适量，炒熟即成。

【保健功能】补虚润肠。

【临床应用】适用于便秘。

【用法】佐餐食用。

4 蒲公英八宝饭

【来源】《花卉药膳与便方》。

【组成】鲜蒲公英根 50g，银耳 10g，糯米 200g，哈密瓜 30g，蛤士蟆油 30g，姜片 20g，鲜百合片 50g，赤小豆 30g，雪梨 1 个，冰糖 200g。

【制法】鲜蒲公英根去杂质洗净，与姜片、冰糖包入干净纱布，加水熬成汁。糯米、赤小豆淘洗干净；雪梨去皮、核，同哈密瓜、蛤士蟆油一同切成丁；银耳用水发好，扯成片，与百合片及上述原料拌好。取直径约 12 厘米的鲜竹筒 1 个，填入上述原料，加入蒲公英汁，上笼旺火蒸约 90 分钟即成。

【保健功能】清热解毒，润肺止咳。

【临床应用】适用于久咳不愈、肺热痰多等症。

【用法】作主食或点心食用。

三十、牡丹花

【来源】本品为芍药科芍药属植物牡丹 *Paeonia suffruticosa* Andr. 的干燥头状花序。

【化学及营养成分】主要含紫云英苷、丹皮花苷、缔纹天竺苷等成分。

【药理作用】具有抗炎、抗菌、抗过敏、降压、美容养颜等作用。

【性味与归经】苦、淡，平。归肝经。

【功能与主治】活血调经。用于妇女月经不调，经行腹痛。

【花季】4～5月。

【注意事项】孕妇、经期女性慎用。

1 牡丹花爆鸭

【来源】《食疗花卉》。

【组成】牡丹花1朵，生鸭脯肉200g，香菜50g，鸡蛋清、精盐、黄酒、味精、胡椒粉、醋、湿淀粉、鲜汤、精制植物油、葱、生姜、蒜各适量。

【制法】先将牡丹花洗净切成粗条。生鸭脯肉去掉皮和筋，用刀切成条，放在碗内，加入精盐、味精、黄酒、鸡蛋清、湿淀粉，调匀上浆。香菜、葱、生姜、蒜分别切成丝，另取碗 1 只，放入精盐、味精、黄酒、醋、胡椒粉、鲜汤、湿淀粉，兑成芡汁。炒锅烧热，放油烧至四成热，倒入鸭肉条，用筷子拨散滑透，倒入漏勺内沥油。炒锅留少许油，将葱、生姜炒出香味，倒入鸭肉条、香菜和调好的芡汁，翻炒片刻装盘，撒上牡丹花丝即成。

【保健功能】滋阴养胃，活血调经。

【临床应用】适用于月经不调、脘腹疼痛。

【用法】佐餐食用。

2 牡丹花溜青鱼片

【来源】《食花·花疗宝典》。

【组成】鲜牡丹花 2 ～ 3 朵，鲜青鱼肉 250g，鲜竹笋肉 100g。鸡蛋清、料酒、精盐、味精、猪油、鸡油、白胡椒面、葱、姜、淀粉、鸡汤各适量。

【制法】将青鱼肉用凉水泡 2 小时，捞出控干，切成 3 厘米长的段，片成薄片，放在碗内，加入精盐、料酒、味精、鸡蛋清、湿淀粉拌匀上浆。笋切成薄片。牡丹花洗净沥干。炒锅放火上，下入猪油，烧至五成热时，将鱼片逐片放入锅内滑透，倒入漏勺内沥油。锅内留底油加热，放入葱、姜煸香，下笋片煸炒熟后，倒入鸡汤、精盐、味精、白胡椒面、料酒、水淀粉调成的稀芡。待汁爆起时，将鱼片、牡丹花瓣倒入砂锅内，翻炒几下，淋入鸡油，盛入盘内即可。

【保健功能】滋阴平肝，化湿逐水，活血散瘀。

【临床应用】适用于风寒湿痹，脚气。

【用法】佐餐食用。

3 牡丹花包鸡肉片

【来源】《中国花卉保健食谱》。

【组成】白牡丹花3朵，鸡里脊肉300g，精盐、味精、香油、花生油、葱、姜、料酒、鸡蛋、干淀粉各适量。

【制法】先将鸡蛋打入碗内搅匀，炒锅上火烧热，勺底抹上油，倒蛋液入锅摊成圆饼，并切成长方块。另用一碗打入鸡蛋清，加淀粉拌匀成蛋清糊。鸡里脊肉去筋，切成薄片，加盐、味精、料酒和姜、葱丝拌匀浸渍入味。鲜牡丹花瓣洗净沥干，平放案板上，撒一层干淀粉，再将鸡肉片理顺平放在花瓣上，上面再扣1片花瓣做成花夹，在鸡蛋饼上各抹上蛋清糊后，将牡丹花夹放在饼上，包成方形小包。砂锅放油烧热，将牡丹花包分别再滚上一层蛋清糊后，入油锅炸熟，捞出沥去油装盘即可。

【保健功能】益气补虚，填精益髓，补血养血。

【临床应用】适用于精血亏虚证，症见虚劳羸瘦、崩漏带下、产后乳少等。

【用法】佐餐食用。

三十一、木棉花

【来源】本品为木棉科植物木棉 *Gossampinus malabarica* L. 的干燥花。别名：木棉、斑枝花、琼枝。

【化学及营养成分】主要含鞣质、木棉胶等成分。

【药理作用】具有抗炎、保肝、抗肿瘤等作用。

【性味与归经】甘、淡，凉。归大肠经。

【功能与主治】清热利湿，凉血解毒。用于泄泻，痢疾，痔疮出血。

【花季】2～3月。

【注意事项】无。

1 木棉花粥

【来源】《家庭养生花卉现学现用》。

【组成】木棉花 10g，粳米 50g，白糖适量。

【制法】将木棉花加水适量，煎煮 10 分钟，滤取煎液，加入粳米炖煮为粥，放适量白糖调味即可。

【保健功能】清热凉血，解毒。

【临床应用】适用于痢疾，急慢性胃肠炎。

【用法】温服。

2 木棉莲子羹

【来源】《中华食疗本草》。

【组成】鲜木棉花50g，五指毛桃30g，莲子50g，薏苡仁50g，芡实50g，猪骨100g，冰糖适量。

【制法】鲜木棉花和五指毛桃洗净，加水煎汁，去渣待用；莲子、薏苡仁、芡实洗净，猪骨斩块，洗净，过水，加水和木棉花五指毛桃汁熬煮至莲子、薏苡仁、芡实熟透，加入适量冰糖，稍煮即成。

【保健功能】健脾益气，祛湿补肾。

【临床应用】适用于脾肾气虚之人，对年老气虚者尤为适用。肿瘤患者经过放化疗后致脾肾气虚者也可酌情选用。

【用法】佐餐食用。

3 木棉花陈皮粥

【来源】《中国药膳大典》。

【组成】鲜木棉花30g，陈皮30g，粳米100g，蜂蜜适量。

【制法】鲜木棉花和陈皮洗净，加水煎汁，去渣后与粳米煮粥，待粥快成时，加入适量蜂蜜，稍煮即成。

【保健功能】健脾祛湿，凉血止血，润肺止咳。

【临床应用】适用于咳嗽痰多，咽喉不利，疮毒，金疮出血，湿热痢疾等。

【用法】温服。

4 木棉五味饮

【来源】《中华食疗本草》。

【组成】木棉花瓣 15g，火炭母 10g，金银花 10g，绵茵陈 10g，菊花 10g。

【制法】将上述药味洗净，加水适量，煮沸代茶饮。

【保健功能】清热解毒，凉血燥湿。

【临床应用】适用于湿热内蕴证，症见痰热咳嗽、心烦口渴、小便黄短、大便里急后重或黏腻不爽等。也可用于暑季解暑。

【用法】代茶饮。

5 木棉花鸡蛋茶

【来源】《家庭养生花卉现学现用》。

【组成】木棉花 30g，鸡蛋 3 个。

【制法】将鸡蛋加水煮熟，去掉外壳，加入木棉花再煮半小时，取汤。

【保健功能】凉血止血。

【临床应用】适用于崩漏。

【用法】代茶饮。

三十二、瑞香花

【来源】本品为瑞香科瑞香属植物瑞香 *Daphne odora* Thunb. 的干燥花。别名：麝囊、蓬莱花、雪花、夺香花、野梦花、山梦花、雪地开花、红总管、雪冻花、雪里开花、蔓花草。

【化学及营养成分】主要含挥发油、黄酮类等成分。

【药理作用】具有抗凝血、促进尿酸排泄、镇静镇痛等作用。

【性味与归经】甘、辛，平。归肺、肝、胃经。

【功能与主治】活血止痛，解毒散结。用于头痛，牙痛，咽喉肿痛，风湿痛，乳痈，乳房肿硬，风湿疼痛。

【花季】2～3月。

【注意事项】本品含一定的麻醉成分，内服宜慎。

1 瑞香薄荷酒

【来源】《中国花膳与花疗》。

【组成】瑞香花、薄荷各 10g，白酒 100mL。

【制法】将瑞香花、薄荷浸泡于白酒中，3 天后即得。

【保健功能】清热解毒，消肿止痛。

【临床应用】适用于牙周炎。

【用法】漱口并咽下。

2 瑞香花饮

【来源】《家庭养生花卉现学现用》。

【组成】鲜瑞香花 10g，白糖适量。

【制法】将鲜瑞香花洗净捣烂，加入冷开水 50mL 调匀，过滤，取滤汁加白糖即可。

【保健功能】消肿止痛。

【临床应用】适用于咽喉肿痛。

【用法】每日 1 剂。

3 瑞香三物汤

【来源】《中国花膳与花疗》。

【组成】瑞香花（含叶）10g，威灵仙 15g，薏苡仁 30g。

【制法】将上述药味洗净，加水适量，大火煮沸后改用文火熬 20 分钟，取其汁饮用。

【保健功能】祛风散寒，除湿止痛。

【临床应用】适用于类风湿关节炎。

【用法】每日 1 剂。

三十三、芭蕉花

【来源】本品为芭蕉科芭蕉属植物芭蕉 *Musa basjoo* Sieb. 的花。

【化学及营养成分】主要含黄酮、豆甾醇、β- 胡萝卜苷、黄酮等成分。

【药理作用】具有抗炎、抗病毒、抗肿瘤、免疫调节等作用。

【性味与归经】甘、微辛，凉。归心、肝、胃、大肠经。

【功能与主治】化痰消痞，散瘀止痛。用于胸膈饱胀，脘腹痞疼，吞酸反胃，呕吐痰涎，头目昏眩，心痛，怔忡，风湿疼痛，痢疾。

【花季】6 ～ 9 月。

【注意事项】急慢性肾炎及肾功能不全者忌用；火旺泄精、阴虚水乏、小便不利、口舌干燥者均禁用；食用期间忌鱼、羊、生冷、蛋、蒜。

1 猪心芭蕉花汤

【来源】《花卉养生》。

【组成】芭蕉花 250g，猪心 1 个，盐适量。

【制法】将猪心洗净焯水，加入洗净的芭蕉花炖熟，加入适量盐即可。

【保健功能】补心通脉，宁心安神。

【临床应用】适用于心悸，心绞痛，失眠。

【用法】吃肉喝汤。

2 芭蕉花膏

【来源】《家庭养生花卉现学现用》。

【组成】芭蕉花 100g，蜂蜜 250g。

【制法】取芭蕉花研为细末，加入蜂蜜调匀。

【保健功能】清热润肺，止咳。

【临床应用】适用于肺结核。

【用法】温开水送服。

3 芭蕉花粥

【来源】《花卉养生》。

【组成】芭蕉花（干）10g，粳米 50g。

【制法】粳米洗净，置于砂锅内，加水适量熬煮将熟时，加入研磨至粉末的芭蕉花粉，搅拌均匀，稍煮即可。

【保健功能】平肝降气，开郁止痛，降逆止呕。

【临床应用】适用于肝胃气逆证，症见胃脘痞痛、反胃吞酸、呃逆呕吐等。

【用法】每日 1 剂。

4 猪肺芭蕉花汤

【来源】《家庭养生花卉现学现用》。

【组成】芭蕉花 60g，猪肺 250g，盐、食用油适量。

【制法】将猪肺洗净焯水，切块；芭蕉花洗净备用。锅内烧油至七成热时，加入猪肺块翻炒片刻，加水和芭蕉花，炖熟，加入适量盐即可。

【保健功能】养阴润肺。

【临床应用】适用于肺结核，症见干咳少痰，或痰中带血、手足心热等。

【用法】吃肉喝汤。

三十四、鸡蛋花

【来源】本品为夹竹桃科植物鸡蛋花 *Plumeria rubra* cv. Acutifolia. 的干燥花朵。别名：缅栀子、蛋黄花、擂捶花、鸭脚木、大季花。

【化学及营养成分】主要含鸡蛋花素、鸡蛋花酸、香叶醇、香草醇、芳樟醇、苷类、挥发油等成分。

【药理作用】具有抑制结核杆菌生长、抗真菌、通便、解痉等作用。

【性味与归经】甘、微苦，凉。归肺、大肠经。

【功能与主治】清热，利湿，止咳，解暑。用于腹泻，细菌性痢疾，消化不良，小儿疳积，传染性肝炎，支气管炎，预防中暑。

【花季】5～10月。

【注意事项】暑湿兼寒、寒湿泄泻、肺寒咳嗽者均慎用。

1 鸡蛋花青梅饮

【来源】《花卉药膳与便方》。

【组成】干鸡蛋花10g，青梅750g，白糖130g，蜂蜜200g。

【制法】将干鸡蛋花洗净，切成米粒状小片，青梅捣碎，去核，加水浸泡，入锅加适量清水，旺火煮沸，中火熬煮20分钟，滤出汁液，反复加水熬煮3次，合并汁液，加入白糖、蜂蜜、鸡蛋花，调味即可。

【保健功能】消暑解渴，通利肠胃。

【临床应用】适用于暑湿犯胃证，症见暑季烦热、口渴、食欲不佳、黏液脓血便等。

【用法】每日1剂，分2～3次服用。

2 鸡蛋花瘦肉汤

【来源】《花花菜》

【组成】瘦肉200g，鸡蛋花10朵，盐、糖、生粉、味精适量。

【制法】将瘦肉切片，用盐、糖、生粉腌好备用；鸡蛋花洗净，加入沸水中滚10分钟，再加入腌好的瘦肉滚5分钟。加味精、盐调味即可。

【保健功能】润肺解毒，清热祛湿，宽胸利肠。

【临床应用】适用于肺热咳嗽，肠炎，菌痢。

【用法】佐餐食用。

三十五、木槿花

【来源】本品为锦葵科植物木槿 *Hibiscus syriacus* L. 的干燥花。别名：篱障花、喇叭花、白槿花、白玉花。

【化学及营养成分】主要含类胡萝卜素、黄酮苷等成分。

【药理作用】具有抗菌、抗炎等作用。

【性味与归经】甘、苦，凉。归脾、肺、肝经。

【功能与主治】清热利湿，凉血解毒。用于肠风泻血，赤白下痢，痔疮出血，肺热咳嗽，咳血，白带，疮疖痈肿，烫伤。

【花季】6～9月。

【注意事项】脾胃虚寒者、孕妇慎用。

1 酥炸木槿花

【来源】《中国花卉保健食谱》。

【组成】植物油500g，木槿花、面粉各250g，盐、碱水、花生油各适量。

【制法】木槿花洗净，沥水备用，取面粉加水搅拌成糊状，加入少量花生油及碱水拌匀，最后加入木槿花和盐拌匀。待锅内植物油烧至七成热时，取挂上糊的木槿花放入炸酥即可。

【保健功能】和胃降逆，止血止痢。

【临床应用】适用于痢疾，便血，反胃。

【用法】佐餐食用。

2 木槿花豆腐汤

【来源】《花卉养生》

【组成】白木槿花30g，虾米5g，木耳50g，豆腐300g，木槿花、面粉各250g，食用油、盐、香油、姜末各适量。

【制法】豆腐切条状备用，锅内加油，放入姜末炒香，加清水适量，放入虾米、豆腐、木耳煮开，再加入洗净的白木槿花煮沸，加入盐、香油调味即可。

【保健功能】凉血止血，清利肠胃。

【临床应用】适用于赤白下痢，痔疮出血。

【用法】佐餐食用。

3 木槿花速溶饮

【来源】《家庭养生花卉现学现用》。

【组成】白木槿花500g，白糖粉500g。

【制法】将白木槿花洗净切碎，加水煎煮1小时，去渣，以文火浓缩至稠厚时，离火，冷却，拌入白糖粉，将煎液吸干，混匀后晒干，压碎，装瓶备用。

【保健功能】清热凉血，止血。

【临床应用】适用于血热证，症见胃中积热、吐血、胃脘及腹部胀满、血痢、便血等。

【用法】每日2次，每次10g，以开水冲服。

三十六、石榴花

【来源】本品为石榴科植物石榴 *Punica granatum* L. 的干燥花。别名：安石榴、海石榴、金罂、若榴、丹若、珠实、山力叶。

【化学及营养成分】主要含黄酮类、多酚类、萜类、没食子酸、鞣花酸、挥发油、多糖等成分。

【药理作用】具有抗菌、抗病毒、止血等作用。

【性味与归经】酸、涩，平。归脾、肾经。

【功能与主治】凉血止血。用于衄血，吐血，外伤出血，月经不调，崩漏，白带，中耳炎。

【花季】5～7月。

【注意事项】习惯性便秘、产后便秘、泻痢积滞未清者忌用。

1 石榴花糖醋排骨

【来源】《中国花膳与花疗》。

【组成】石榴花 20 朵，排骨 250g，酱油、白糖、香醋、盐、植物油适量。

【制法】排骨洗净焯水备用，锅内放油，待油温七成热，加入排骨炸至两面金黄，加入白糖、酱油、香醋、盐适量后翻炒，加水没过排骨小火炖煮至快熟时，加入石榴花再煮 10 分钟，收汁即可。

【保健功能】疏肝行气，调经止痛。

【临床应用】适用于痛经，产后腹痛，月经不调。

【用法】佐餐食用。

2 石榴花炒百合

【来源】《花花·食界》。

【组成】石榴花 10 朵，百合 30g，调味品适量。

【制法】将石榴花洗净，入盐水中反复浸泡，捞起沥干。百合洗净，放热油锅中翻炒片刻，再加石榴花、调味品等翻炒至匀即成。

【保健功能】润肺止咳。

【临床应用】适用于肺燥干咳。

【用法】佐餐食用。

三十七、益母草花

【来源】本品为唇形科植物益母草 *Leonurus japonicus* Houtt. L. 的花。别名：茺蔚花。

【化学及营养成分】主要含益母草碱、水苏碱、挥发油、二萜、三萜、类黄酮、酚酸、益母草花红色素等成分。

【药理作用】具有软化血管、降脂、抗血小板聚集、兴奋子宫等作用。

【性味与归经】甘、微苦，凉。归肺、肝经。

【功能与主治】养血，活血，利水。用于贫血，疮疡肿毒，血滞经闭，痛经，产后瘀阻腹痛，恶露不下。

【花季】6～9月。

【注意事项】脾虚泄泻者、孕妇禁用。

1 益母草花炖鸡

【来源】《花卉养生》。

【组成】益母草花 10g，鸡肉 400g，火腿片 50g，盐适量。

【制法】将鸡肉、火腿片洗净放入砂锅中，加入适量清水煮开，再加入益母草花小火炖煮 1 小时，放入盐调味即可。

【保健功能】养血调经。

【临床应用】适用于气血虚弱之痛经、闭经。

【用法】佐餐食用。

2 益母草花山楂茶

【来源】《花卉养生》。

【组成】益母草花 10g，山楂、绿茶各 5g。

【制法】将上述药味洗净，放入杯中，冲入沸水，加盖焖 10 分钟。

【保健功能】清热化痰，活血通脉。

【临床应用】适用于冠心病，高脂血症，产后恶露不净等。

【用法】每日 1 剂，代茶饮。

3 益母草花粥

【来源】《中药养生学》。

【组成】益母草花（干）10g，粳米 100g，姜丝、白糖适量。

【制法】将干益母草花洗净去杂，放入锅中，加清水适量，浸泡 5 ～ 10 分钟后，水煎取汁。接着将洗净的粳米入锅，加适量水、姜丝，旺火煮沸。然后，改用文火煮至米将熟时，加入药汁、白糖熬煮成粥即可。

【保健功能】活血化瘀，利湿消肿。

【临床应用】适用于瘀热阻滞证，症见月经不调、经行不畅、痛经、闭经、产后瘀阻腹痛、恶露不净、跌打损伤、小便不利、水肿等。

【用法】每日1剂，分2次服用。

三十八、向日葵花

【来源】本品为菊科植物向日葵 *Helianthus annuus* L. 的花。别名：葵花。

【化学及营养成分】花主要含槲皮黄苷、三萜皂苷、向日葵皂苷A、B、C等成分，花粉含甾醇，主要为β-谷甾醇。

【药理作用】具有抗菌、抗病毒、退热、扩张血管、降压等作用。

【性味与归经】苦，平。归肝经。

【功能与主治】祛风，平肝，利胆。用于头晕，耳鸣，小便淋沥。

【花季】7～10月。

【注意事项】孕妇忌用。

1 向日葵花炖猪肚

【来源】《花卉养生》。

【组成】向日葵花花盘60g，猪肚1只，盐适量。

【制法】将向日葵花花盘水煎取汁，加入已焯水的猪肚1只，熬煮炖熟，加适量盐调味即可。

【保健功能】健脾益胃，养肝明目。

【临床应用】适用于胃痛，目昏。

【用法】喝汤食肚。

2 向日葵花炒蟹蛋

【来源】《中国花卉保健食谱》。

【组成】向日葵花2朵，螃蟹300g，姜葱汁20g，鸡蛋3颗，香油、盐、胡椒粉、料酒、葱各适量。

【制法】将向日葵花瓣择洗干净，再将花盘水煎取汁，备用。螃蟹切块，葱头切段，葱叶切花，鸡蛋打入碗内，加盐、香油、胡椒粉、葱花用筷子打散备用。锅内热油，加螃蟹滑油，放入姜葱汁炝炒，下花盘汁液、料酒、盐、胡椒粉，盖上小火焖煮收汁，撒上向日葵花瓣和葱段，大火翻炒，再将蛋液加入，翻炒几下即可。

【保健功能】清热散血。

【临床应用】适用于风热所致的头昏、目赤、咽痛、牙痛等症。

【用法】佐餐食用。

3 向日葵花冰糖饮

【来源】《家庭养生花卉现学现用》。

【组成】向日葵花花瓣30g，冰糖适量。

【制法】将向日葵花花瓣洗净切碎，加冰糖炖30分钟。

【保健功能】化痰平喘。

【临床应用】适用于百日咳。

【用法】代茶饮。

三十九、白兰花

【来源】本品为木兰科植物白兰 *Michelia alba* DC. 的干燥花。别名：白缅花、白木兰，黄桷兰、缅桂花。

【化学及营养成分】主要含生物碱、挥发油、酚类等成分。

【药理作用】具有镇咳、祛痰、平喘、消炎等作用。

【性味与归经】苦、辛，温。归肺、胃经。

【功能与主治】化湿，行气，止咳。用于胸闷腹胀，中暑，咳嗽，前列腺炎，白带过多。

【花季】6～10月。

【注意事项】痰热咳喘者不宜用；孕妇、儿童慎用。

1 白兰花炒鸡丝

【来源】《中国花卉保健食谱》。

【组成】白兰花20朵，鸡胸肉200g，大葱、姜丝、鸡精、盐适量。

【制法】白兰花择洗干净，放入热水中稍焯，沥干备用。把煮好的鸡胸肉撕成细丝，锅内放油，放入大葱和姜丝爆香，加入白兰花和鸡胸肉丝煸炒，最后放入鸡精和盐调味，即可。

【保健功能】温中益气，补精添髓。

【临床应用】适用于脾胃阳虚引起的胃脘时痛、食纳欠佳或浮肿，以及精髓不足引起的头昏目眩、腰膝酸软。

【用法】佐餐食用。

2 白兰花粥

【来源】《花卉养生》。

【组成】白兰花数朵，粳米 100g，红枣数枚，白糖适量。

【制法】粳米洗净入砂锅，加水适量大火煮开，放入红枣、白兰花熬煮 20 分钟，加入白糖调味即可。

【保健功能】止咳平喘，补脾止带。

【临床应用】适用于支气管炎，哮喘，带下病。

【用法】温服。

3 白兰花焖五花肉

【来源】《家庭养生花卉现学现用》。

【组成】猪五花肉 500g，鲜白兰花 40 朵，鲜冬笋 100g，葱、姜、酱油、冰糖、料酒、盐和味精适量。

【制法】猪五花肉切成小方块，焯水备用；鲜白兰花去花梗，洗净沥干；鲜冬笋洗净切滚刀块备用。大火烧油至七成热，加入冰糖炒糖色，倒入猪肉翻炒几下，放入葱、姜末，淋上料酒，加清水转移至砂锅内，倒入冬笋，加酱油、盐少许，盖盖子大火煮开，小火焖约两小时至肉烂。加入白兰花、味精，文火收汁，即可。

【保健功能】滋阴润燥，开胃理气。

【临床应用】适用于因肺胃阴虚引起的热病伤津、消渴、羸瘦、虚劳久咳等。

【用法】佐餐食用。

4 白兰花猪肉汤

【来源】《家庭药膳全书》。

【组成】鲜白兰花30g（或干品白兰花10g），猪瘦肉150～200g，食盐少许。

【制法】将猪瘦肉洗净，切小块，与白兰花加水煲汤，加食盐少许调味。

【保健功能】补肾滋阴，行气化浊。

【临床应用】适用于男子前列腺炎及女子白带过多。

【用法】饮汤食肉。

四十、扶桑花

【来源】本品为锦葵科植物朱槿 *Hibiscus rosasinensis* L. 的花朵。别名：花上花。

【化学及营养成分】主要含矢车菊素－二葡萄糖苷、矢车菊素槐糖葡萄糖苷、槲皮素二葡萄糖苷等成分。

【药理作用】具有降压、致痉平滑肌、抗肿瘤、抗氧化等作用。

【性味与归经】甘、淡，平。归心、肺、肝、脾经。

【功能与主治】清肺化痰，凉血解毒。用于肺热咳嗽，咯血，鼻衄，崩漏，白带，痢疾，痈肿毒疮。

【花季】全年，夏季最盛。

【注意事项】过敏者不宜使用。

1 扶桑花冰糖膏

【来源】《中国花膳与花疗》。

【组成】扶桑花、白及各 30g，冰糖 100g。

【制法】取扶桑花和白及水煎取汁，加冰糖收膏即得。

【保健功能】清肺化痰，凉血止血。

【临床应用】适用于肺结核咯血，功能性子宫出血等。

【用法】温开水调服，每次 10mL。

2 扶桑花酿雪梨

【来源】《花花菜》。

【组成】扶桑花 6 朵，雪梨 1 个，莲子数粒，盐、冰糖适量。

【制法】将扶桑花择洗干净，泡于淡盐水中，莲子去心蒸熟，备用。雪梨去皮，切开蒂处，挖掉梨核，放入扶桑花、莲子、冰糖。将梨蒂原样合上，放入蒸锅蒸熟即可食用。

【保健功能】清热化痰，生津润燥，凉血解毒。

【临床应用】适用于肺热咳嗽，腮腺炎，乳腺炎，尿路感染。

【用法】温服。

3 扶桑花煲猪肺

【来源】《中国花膳与花疗》。

【组成】扶桑花 50g，猪肺 1 只，盐适量。

【制法】扶桑花洗净备用，猪肺洗净焯水，加入扶桑花、适量水煲熟透，加盐调味即可。

【保健功能】凉血化痰，清肺补肺。

【临床应用】适用于咯血。

【用法】分顿食用。

四十一、青葙花

【来源】本品为苋科植物青葙 *Celosia argentea* L. 的花序。别名：笔头花。

【化学及营养成分】主要含花色素、甜菜黄素、维生素等成分。

【药理作用】具有降血压、降眼压、抑菌等作用。

【性味与归经】苦，凉。归肝经。

【功能与主治】凉血止血，清肝除湿，明目。用于吐血，衄血，崩漏，赤痢，血淋，热淋，白带，目赤肿痛，目生翳障。

【花季】5 ～ 8 月。

【注意事项】脾胃虚寒者、青光眼患者慎用。

1 青葙花茶

【来源】《保健花膳》。

【组成】青葙花 60g，卷柏 30g，红糖适量。

【制法】将青葙花和卷柏加水煎煮 20 分钟，滤取煎液，加入红糖即可。

【保健功能】凉血止血。

【临床应用】适用于鼻出血。

【用法】代茶饮。

2 青葙花粥

【来源】《花卉药膳与便方》。

【组成】青葙花 30g，粳米 50g。

【制法】青葙花洗净，去杂质，洗净，切段，加水煎煮 15 分钟，过滤取煎液；粳米淘洗净，下青葙花煎液，煮成粥。

【保健功能】清热凉血。

【临床应用】适用于痢疾。

【用法】温服。

3 青葙花酿茄夹

【来源】《花花菜》。

【组成】猪肉 300g，鲜青葙花 50g，茄子 3 个，鸡蛋清、盐、麻油、胡椒粉和面粉适量。

【制法】将鲜青葙花洗净切丁备用，茄子切双飞厚片，放入盐水中浸泡；猪肉剁成肉糜，加入青葙花、盐、麻油、胡椒粉等搅匀成肉馅。将肉馅酿入茄夹，蘸上蛋清挂面粉，放入平底煎锅中煎熟即可。

【保健功能】清肝明目。

【临床应用】适用于肝经热盛证，症见目赤肿痛、视物不清、迎风流泪。

【用法】佐餐食用。

4 青葙花炖猪肝

【来源】《花卉营养保健与食疗》。

【组成】青葙花 100g，猪肝 1 只，姜片、盐、料酒适量。

【制法】将青葙花洗净切段，猪肝漂洗干净入砂锅，加入适量清水、姜片、料酒，炖煮至猪肝熟透即可。

【保健功能】清肝凉血。

【临床应用】适用于月经过多，崩漏。

【用法】食肝喝汤。

四十二、万寿菊

【来源】本品为菊科植物万寿菊 *Tagetes erecta* L. 的花序。别名：蜂窝菊、臭菊花、臭芙蓉。

【化学及营养成分】主要含叶黄素、万寿菊属苷、噻吩类、多酚、类黄酮、皂苷等成分。

【药理作用】具有抑菌、镇静、解痉、降压、扩张支气管、抗炎、防辐射等作用。

【性味与归经】苦，凉。归肺、肝、心经。

【功能与主治】清热解毒，化痰止咳。用于上呼吸道感染，百日咳，支气管炎，眼角膜炎，咽炎，口腔炎，牙痛；外用治腮腺炎，乳腺炎，痈疮肿毒。

【花季】8～9月。

【注意事项】脾胃虚寒者慎用。

1 万寿菊炖雪梨

【来源】《花花菜》。

【组成】鲜万寿菊 15g，陈皮 5g，雪梨 1 个，冰糖 20g。

【制法】将雪梨削皮去核，切块备用。将洗净的鲜万寿菊、陈皮、冰糖和雪梨块放入炖盅内，加水适量炖至雪梨软烂即可。

【保健功能】润肺化痰，止咳平喘。

【临床应用】适用于咳嗽、支气管炎、哮喘。

【用法】温服，肾病患者忌食。

2 油炸万寿菊

【组成】万寿菊花 10g，鸡蛋 1 个，面粉 50g，食盐、番茄酱各适量。

【制法】万寿菊花洗净待用；鸡蛋、面粉、食盐用水和匀，将万寿菊花放入拌匀的面粉中，油炸后浇上番茄酱即得。

【保健功能】清热平肝，祛风化痰。

【临床应用】适用于头晕目眩、风火眼痛、小儿惊风、外感咳嗽、百日咳等。

【用法】佐餐食用。

3 万寿菊煮鸡蛋

【来源】《家庭养生花卉现学现用》。

【组成】万寿菊（干）60g。鸡蛋 6 个。

【制法】将鸡蛋水煮熟，去壳，放入干万寿菊，加水同煮 30 分钟，去掉万寿菊留鸡蛋即可。

【保健功能】滋阴润燥，化痰止咳。

【临床应用】适用于百日咳。

【用法】每日 2 次，每次 1 个鸡蛋，汤亦可饮。

4 万寿菊花茶

【来源】《孕产妇营养保健》。

【组成】万寿菊花 40g，银柴胡 15g。

【制法】将上述药味洗净，加水适量，大火煮沸后改用文火熬20分钟，取其汁饮用。

【保健功能】退热除烦。

【临床应用】适用于产后虚热。

【用法】每日 1 剂，代茶饮。

四十三、霸王花

【来源】本品为仙人掌科量天尺属多年生肉质草本攀援植物霸王花 *Hylocereus undatus* Haw. 的干燥头状花序。别名：量天尺花、七星剑花、天尺花、韦陀花。

【化学及营养成分】主要含黄酮类、三萜类、木脂素类、皂苷、多糖类等成分。

【药理作用】具有抗炎、抗氧化、降脂、降糖、降压、抗菌等作用。

【性味与归经】甘，微寒。归肺、心经。

【功能与主治】清热润肺，止咳化痰，解毒消肿。用于肺热咳嗽，肺痨，瘰疬，痄腮等。

【花季】5 ～ 9 月。

【注意事项】胃寒者勿服鲜汁。

1 霸王花茶

【来源】《花花・食界》。

【组成】干霸王花 10g。

【制法】将干霸王花放入杯中，冲入沸水，加盖焖 10 分钟。

【保健功能】清热通便。

【临床应用】适用于便秘。也可用于高血压、高脂血症的调理。

【用法】代茶饮。

2 霸王花大骨汤

【来源】《花花菜》。

【组成】霸王花（干）50g，猪大骨 500g，红枣、枸杞、姜、盐适量。

【制法】干霸王花放入清水中泡发，猪大骨焯水后一并放入砂锅中，加入红枣、枸杞、姜片，大火煮开，转至小火炖 1 小时以上，加盐调味即可。

【保健功能】润肺止咳。

【临床应用】适用于久咳。

【用法】佐餐食用。

3 霸王花冰糖饮

【来源】《花花 · 食界》。

【组成】霸王花 10g，冰糖适量。

【制法】将霸王花洗净，切细，与冰糖放入锅中，加清水适量，文火炖，待沸腾，再炖片刻即可。

【保健功能】清肺泄热，止咳化痰。

【临床应用】适用于肺结核。

【用法】每日 1 剂，代茶饮。

4 霸王花鸡蛋汤

【来源】《花花 · 食界》。

【组成】霸王花 5 朵，鸡蛋 2 个，调味品适量。

【制法】将霸王花洗净，切细备用。鸡蛋调匀、放入沸水中煮熟，调入霸王花、调味品，再煮 1 ～ 2 分钟至沸即可。

【保健功能】健脾养胃，和中止痛。

【临床应用】适用于慢性胃炎，消化性溃疡。

【用法】佐餐食用。

5 清炒霸王花

【来源】《花花 · 食界》。

【组成】霸王花 10 朵，嫩姜、食盐、食用油等适量。

【制法】将霸王花洗净，嫩姜洗净切丝，入油锅翻炒片刻，加入霸王花再炒片刻，加调味品翻炒即可。

【保健功能】疏肝和胃。

【临床应用】适用于肝气犯胃证，症见脘腹疼痛，呃逆嗳气。

【用法】每日 1 剂，随餐食用。

四十四、山茶花

【来源】本品为山茶科植物红山茶 *Camellia japonica* L. 的花。别名：曼阳罗树、宝珠山茶、红茶花、宝珠花、一捻红、耐冬。

【化学及营养成分】主要含花色苷、花白苷、芸香苷等成分。

【药理作用】具有抗凝、止血等作用。

【性味与归经】微苦，凉。归肺、肝经。

【功能与主治】凉血止血，散瘀消肿。用于吐血，衄血，血崩，肠风，血痢，血淋，跌仆损伤，烫伤。

【花季】4 ～ 5 月。

【注意事项】孕妇、脾胃虚寒者、内无瘀滞者均慎用。

1 山茶花糖

【来源】《中国花膳与花疗》。

【组成】山茶花 20g，白糖适量。

【制法】山茶花洗净，与白糖拌匀后于锅内蒸熟。

【保健功能】清热凉血，止痢。

【临床应用】适用于痢疾。

【用法】温开水送服，分 2 次服完，每日 1 剂，连服 5 ～ 7 天。

2 茶花槐花散

【来源】《中国花膳与花疗》。

【组成】山茶花 50g，槐花 50g。

【制法】山茶花、槐花等份，研末即得。

【保健功能】收敛止血。

【临床应用】适用于痔疮出血。

【用法】温开水冲服，每次 6g。

3 茶花粥

【来源】《花花・食界》。

【组成】山茶花 5 朵、大米 50g，白糖少许。

【制法】将山茶花择洗干净，切细备用。大米淘净，煮粥，待熟时调入山茶花、白糖，再煮沸即成。

【保健功能】凉血止血，润肺养阴。

【临床应用】适用于燥邪伤肺证，症见干咳或痰中带血。

【用法】温服。

4 二花汤

【来源】《花花・食界》。

【组成】山茶花10g，合欢花10g。

【制法】山茶花和合欢花放入锅中，加水煎煮即成。

【保健功能】疏肝解郁。

【临床应用】适用于肝郁气滞证，症见胁肋疼痛、胸闷心烦、烦躁易怒。

【用法】每日1剂。

5 山茶黄酒饮

【来源】《花花·食界》。

【组成】山茶花10g，黄酒100mL。

【制法】将山茶花洗净，切细，待黄酒煮沸后，下茶花煮沸后即成。

【保健功能】活血化瘀。

【临床应用】常用于跌打损伤，瘀滞肿痛。

【用法】每日1剂，连续5～7天。

6 养生花茶

【来源】《花花·食界》。

【组成】山茶花5朵，仙鹤草10g，莲藕30g，白茅根30g。

【制法】将原料全部放入锅中，加水煎煮即成。

【保健功能】清热凉血。

【临床应用】适用于鼻出血，咳血。

【用法】每日1剂。

四十五、蜡梅花

【来源】本品为蜡梅科植物蜡梅 *Chimonanthus praecox* L. 的花蕾。别名：黄梅花、蜡梅花、铁筷子花、雪里花、巴豆花、蜡花。

【化学及营养成分】主要含芦丁、山柰酚、槲皮素、绿原酸、挥发油、蜡梅苷、多糖等成分。

【药理作用】具有降糖、降压、兴奋肠管和子宫等作用。

【性味与归经】辛、甘、微苦，凉。归肺、胃经。

【功能与主治】解暑清热，理气开郁。用于暑热烦渴，头晕，胸闷脘痞，梅核气，咽喉肿痛，百日咳，小儿麻疹，烫火伤。

【花季】1～2月。

【注意事项】脾胃虚寒者、孕妇慎用。

1 蜡梅鱼头汤

【来源】《中国花膳与花疗》。

【组成】蜡梅花10朵，鱼头500g，猪瘦肉50g，姜片、盐适量。

【制法】将蜡梅花洗净，用淡盐水浸泡，猪瘦肉切成片，鱼头去杂质洗净，入热油锅炸制微黄，加入猪瘦肉片，放姜片、清水，炖约2小时至熟烂，撒入蜡梅花，继续炖煮片刻，加盐调味即可。

【保健功能】开胃解郁，解毒生肌，解暑生津，止咳。

【临床应用】适用于气郁胃闷，呕吐，咳嗽，暑热头昏等。

【用法】佐餐食用。

2 蜡菊蜂蜜茶

【来源】《野菜实用图鉴》。

【组成】蜡梅花 15g，杭菊花 10g，蜂蜜适量。

【制法】蜡梅花、杭菊花水煎取浓汁，加入蜂蜜，调匀。

【保健功能】祛风止痛。

【临床应用】适用于风热眼痛。

【用法】代茶饮。

3 蜡梅虾米豆腐汤

【来源】《中国食物药用大典》。

【组成】鲜蜡梅花 30 朵，虾米 25g，豆腐 250g，鸡汤、猪油、香油、食醋、姜蒜末和盐适量。

【制法】将鲜蜡梅花、虾米洗净，放入清水中浸泡备用；豆腐切成薄片。锅烧热，加入猪油烧至五成热，下姜蒜末炒香，下虾米煸炒几下，加入鸡汤、豆腐片，煮沸后撇去浮沫，撒入蜡梅花瓣再煮 2 分钟，加入食醋、香油、盐适量调味即可。

【保健功能】清热生津，补肾开胃，通乳润燥。

【临床应用】适用于消渴，胃内热盛，产妇乳汁不下等。

【用法】佐餐食用。

四十六、玉兰花

【来源】本品为木兰科木兰属植物荷玉兰 *Magnolia grandiflora* L. 和山玉兰 *Magnolia delavayi* 的花。别名：木兰、紫玉兰、木笔、望春、辛夷。

【化学及营养成分】主要含黄酮类、生物碱、糖苷类、新木脂素类、挥发油、半倍萜内脂等成分。

【药理作用】具有抑制皮肤真菌、收敛肥厚性鼻炎等作用。

【性味与归经】辛，温。归肺、胃经。

【功能与主治】祛风散寒，宣肺通鼻。用于风寒感冒，鼻塞，鼻渊。

【花季】5～6月。

【注意事项】鼻病因于阴虚火旺者忌服。

1 玉兰鱼球

【来源】《中国药膳大典》。

【组成】玉兰花15朵，青鱼肉250g，鸡蛋1个，黄酒、葱花、生姜末适量，其他调味料适量。

【制法】把青鱼肉250g洗净后切碎成泥，玉兰花洗净切成丝，与黄酒、葱花、生姜末拌匀成馅。取鸡蛋清调匀，并加少许麻油、味精、精盐。将鱼肉泥用手揉成小球状，放入鸡蛋清中蘸匀，装盘，另取玉兰花瓣数片，围绕盘子四周分散，上笼蒸熟后即可食用。

【保健功能】养阴，润燥，祛风。

【临床应用】适用于中风偏瘫，高血压头痛。

【用法】佐餐食用。

2 玉兰花粥

【来源】《中国花卉保健食谱》。

【组成】玉兰花10g，山楂片5片，粳米100g，适量白糖或蜂蜜。

【制法】取玉兰花和山楂片，加入适量水，煎煮取汁，加入洗净的粳米同煮，直至为粥。食用时可调入适量白糖或者蜂蜜。

【保健功能】祛风，散寒，通窍。

【临床应用】适用于感冒鼻塞，高血压，血管痉挛性头痛，咳嗽，中暑，胸闷等。

【用法】温服。

3 玉兰花溜鸡片

【来源】《家庭养生花卉现学现用》。

【组成】玉兰花3朵、鸡脯肉280g，鸡蛋1个，鸡汤、猪油、料酒、胡椒粉、盐、湿淀粉适量。

【制法】鸡脯肉去筋切成薄片，加入少许盐、料酒、鸡蛋清、湿淀粉，拌匀上浆。将鸡汤、味精、盐、料酒、胡椒、湿淀粉加水制成芡汁。锅烧热，放入猪油，四成热时加入鸡片，拨散滑透，捞出沥油。锅内留底油，投入葱姜，煸炒后加入鸡片、玉兰花瓣和芡汁，翻炒入盘。

【保健功能】补气养血，填精益髓，宣肺通鼻。

【临床应用】适用于鼻塞，气短。

【用法】佐餐食用。

4 玉兰花炖猪脑

【来源】《家常花卉保健食谱》。

【组成】玉兰花 10g，猪脑 2 个，川芎、白芷各 5g，适量调味料。

【制法】猪脑清洗干净，加入适量水小火炖煮，后加入玉兰花、川芎、白芷，可根据个人口味加入适量调味料，炖熟即可。

【保健功能】通窍补脑，祛风止痛。

【临床应用】适用于外感风寒，神经衰弱。

【用法】佐餐食用。

四十七、人参花

【来源】本品为五加科人参属人参 *Panax ginseng C. A.* Mey. 的

花序。

【化学及营养成分】主要含人参花蕾皂苷、绞股蓝苷、三七皂苷、挥发油、酸性肽等成分。

【药理作用】具有改善血液微循环、抗休克、抗溃疡、抗肿瘤、延缓衰老等作用。

【性味与归经】辛，微温。归心、肾经。

【功能与主治】补气强身，延缓衰老。用于头昏乏力，胸闷气短。

【花季】6～7 月。

【注意事项】实证、热证者慎服。

1 人参花茶

【来源】《药膳养生全书》。

【组成】鲜人参花 500g，白糖少量。

【制法】鲜人参花适量洗净，晾干后与适量白糖混合拌匀，腌制后晾干。每次取 3g，以沸水冲泡，候温饮用。

【保健功能】补肾益气。

【临床应用】适用于肾气亏虚证，症见神疲乏力、眩晕头痛、虚咳喘促、大便滑泄等。

【用法】代茶饮。

2 人参花粥

【来源】《花卉药膳与便方》。

【组成】人参花适量，粳米 50g。

【制法】人参花洗净后适量晒干，研为细末。取适量粳米，加水，小火熬煮为粥，食用时加入人参花末 1 食匙，和匀服用。

【保健功能】补气，安神。

【临床应用】适用于气虚证，症见神疲乏力、气短懒言、神经衰弱等。

【用法】温服。

3 人参花灵芝汤

【来源】《中国花膳与花疗》。

【组成】人参花 15g，灵芝 30g，仙鹤草 30g。

【制法】将上述药味洗净，加水适量，大火煮沸后改用文火熬 20 分钟，取其汁饮用。

【保健功能】补虚抗癌。

【临床应用】适用于劳伤虚损、久虚不复等。

【用法】温服。

四十八、三七花

【来源】本品为五加科人参属植物三七 *Panax notoginseng* Burk. 的花。别名：田七花。

【化学及营养成分】主要含三七皂苷、人参二醇型皂苷等成分。

【药理作用】具有抗炎、镇痛、扩张血管、降压等作用。

【性味与归经】甘，凉。归肝、肾经。

【功能与主治】清热生津，平肝降压。用于津伤口渴，咽痛喑哑，高血压病。

【花季】6～8月。

【注意事项】虚寒体质、感冒期间及女性经期孕期慎用。

1 三七花茄酱香蕉片

【来源】《中国花膳与花疗》。

【组成】三七花 5g，香蕉 500g，全蛋淀粉、苏打粉、盐、植物油、番茄酱、白糖、湿淀粉适量。

【制法】香蕉去皮切片，将全蛋淀粉、苏打粉、盐各适量，拌匀后裹贴在去皮香蕉片上，投入热油锅内，炸至表面酥脆，色泽金黄时捞起；在余油锅内倒入番茄酱 150g，白糖适量，三七花末，并翻炒，待白糖全溶后用适量湿淀粉勾芡；把炸过的香蕉片倒入，翻匀后起锅即得。

【保健功能】清肺止咳。

【临床应用】适用于肺热咳嗽。

【用法】当辅食食用。

2 三七花青果茶

【来源】《中国花膳与花疗》。

【组成】三七花 10g，青果 15g。

【制法】将三七花、青果洗净，放入杯中，冲入沸水，加盖焖10分钟。

【保健功能】清热利咽。

【临床应用】适用于急性咽喉炎。

【用法】代茶饮。

3 三七花桑叶汤

【来源】《中国花膳与花疗》。

【组成】三七花 15g，桑叶 12g。

【制法】将三七花、桑叶洗净，加入清水，大火煮沸后改用文火熬20分钟，取其汁饮用。

【保健功能】平肝泻火。

【临床应用】适用于肝火上炎证，症见目赤红肿、头晕头痛等。

【用法】温服。

四十九、合欢花

【来源】本品为豆科植物合欢 *Albizia julibrissin* Durazz. 的干燥花序。

【化学及营养成分】主要含皂苷、槲皮苷和鞣质等成分。

【药理作用】具有镇静、催眠、止血、抗毛细血管脆性、抗病毒等作用。

【性味与归经】甘，平。归心、肝经。

【功能与主治】舒郁安神，理气活络。用于忧郁失眠，心神不安，健忘，胸闷纳呆，风火眼疾，咽痛痈肿，跌打损伤。

【花季】6～7月。

【注意事项】脾胃虚寒者慎用；孕妇忌用。

1 合欢花玫瑰花汤

【来源】《中国花膳与花疗》。

【组成】合欢花10g，玫瑰花15g。

【制法】合欢花、玫瑰花洗净，放入杯中，冲入沸水，加盖焖10分钟。

【保健功能】解郁安神。

【临床应用】适用于失眠。

【用法】晚餐前顿服。

2 合欢蒸猪肝

【来源】《花花·食界》。

【组成】鲜合欢花5朵或干合欢花10g，猪肝150g，调味品适量。

【制法】将合欢花放在盘中，加清水少许，浸泡6小时，在将猪肝切成片，也放入盘中，加食盐少许调味，上笼蒸熟即可食用。

【保健功能】养肝明目。

【临床应用】适用于夜盲症，结膜炎。

3 合欢花麦豆

【来源】《中国花膳与花疗》。

【组成】合欢花 30g，小麦 30g，黑豆 30g，适量蜂蜜。

【制法】合欢花、小麦、黑豆洗净，加水炖煮至豆烂裂，加蜜调味。

【保健功能】补肾，安神。

【临床应用】适用于老年肾虚失眠。

【用法】取适量，睡前趁热服用。

4 合欢花胖大海茶

【来源】《中国花膳与花疗》。

【组成】合欢花 3g，绿茶 3g，胖大海 3 枚，冰糖适量。

【制法】将合欢花、绿茶、胖大海洗净，放入杯中，加冰糖适量，冲入沸水，加盖焖 10 分钟。

【保健功能】清肺热，利咽喉。

【临床应用】适用于咽喉炎。

【用法】代茶饮。

5 合欢花皮酒

【来源】《花花·食界》。

【组成】合欢花5朵，合欢皮30g，白酒500mL，冰糖适量。

【制法】将合欢花、合欢皮，冰糖放入酒坛中，加入白酒浸泡1周即可。

【保健功能】活血通络，消肿止痛。

【临床应用】适用于跌打损伤，风湿疼痛。

【用法】每日20～30mL。

五十、凤仙花

【来源】本品为凤仙花科凤仙花属植物凤仙花 *Impatiens balsamina* L. 的花。别名：指甲花、急性子、灯盏花、小桃红。

【化学及营养成分】主要含多种花色苷、矢车菊素、飞燕草素、蹄纹天竺素、锦葵花素；另含山柰酚、槲皮素等成分。

【药理作用】具有抗过敏、抗菌等作用。

【性味与归经】甘、苦，微温。归肾经。

【功能与主治】祛风除湿，活血止痛。用于风湿，肢体痿废，腰胁疼痛，妇女闭经腹痛，产后瘀血未尽，跌打损伤，痈疽疮毒，鹅掌风，灰指甲。

【花季】4～8月。

【注意事项】血虚无瘀者及儿童慎用；孕妇忌用。

1 凤仙花冰糖饮

【来源】《闽东本草》。

【组成】凤仙花 7 ～ 15 朵，冰糖适量。

【制法】凤仙花、冰糖放入锅中水煎沸 2 ～ 3 分钟即成。

【保健功能】化瘀止血。

【临床应用】适用于百日咳初期症见咳血。

【用法】温服，每日 1 剂。

2 凤仙花归尾酒

【来源】《台兰集》。

【组成】凤仙花 90g，当归尾 60g，白酒适量。

【制法】将凤仙花，当归尾浸泡在适量白酒中，密封 15 天，常摇动。

【保健功能】活血止痛。

【临床应用】适用于跌打损伤并血脉不行。

【用法】每日 20 ～ 30mL。

3 凤仙花炖肉

【来源】《百花百草治百病》。

【组成】凤仙花 60g，瘦猪肉 150g，调味品适量。

【制法】将凤仙花洗净，瘦猪肉切块，放入水中炖煮，快熟时加入调味品调味即成。

【保健功能】活血止痛，利水消肿。

【临床应用】适用于水肿，四肢关节疼痛。

【用法】佐餐食用。

4 凤仙花末粥

【来源】《中国花膳与花疗》。

【组成】凤仙花、月季花各60g，粳米适量，红糖少许。

【制法】粳米煮粥，凤仙花、月季花各等份研末，食粥时调入1小勺，加红糖少许。

【保健功能】活血，化瘀，止痛。

【临床应用】适用于痛经。

【用法】温服。

五十一、芍药花

【来源】本品为毛茛科植物芍药花 *Paeonia lactiflora* Pall.的花蕾。

【化学及营养成分】主要含挥发油、脂肪油、树脂、鞣质、黏液质等成分。

【药理作用】具有调节免疫力、降脂、护肤养颜等作用。

【性味与归经】酸、微苦，微寒。归肝经。

【功能与主治】通经活血。用于妇女闭经，干血痨症，赤白带下。

【花季】5～6月。

【注意事项】脾胃虚寒者慎用。

1 芍药花粥

【来源】《花花·食界》。

【组成】芍药花10g或者鲜芍药花5朵，粳米50g，白糖适量。

【制法】将粳米洗净，加清水适量煮粥，待1～2沸后入芍药花，煮至粥熟，加入白糖即成。

【保健功能】养血调经。

【临床应用】适用于肝气不调、血气虚弱所致的胁痛烦躁、经期腹痛。

【用法】温服。

2 芍药花蜜茶

【来源】《中国花膳与花疗》。

【组成】芍药花3～5g，蜂蜜适量。

【制法】芍药花洗净晾干，取3～5g沸水加盖冲泡，待茶水变温后加入适量蜂蜜即得。

【保健功能】祛斑养颜，养血柔肝。

【临床应用】适用于女性患者内分泌失调。也可用于雀斑、黄褐斑的防治。

【用法】代茶饮。

3 芍药烩里脊

【来源】《中国花膳与花疗》。

【组成】鲜芍药花1朵，里脊肉100g，胡萝卜1根，生菜2棵，鸡汤、盐、胡椒粉、葱末适量。

【制法】里脊肉切片，用盐、胡椒粉腌制入味；鲜芍药花洗净、扯瓣、切条，生菜洗净、切片，一同沸水焯过并沥干；胡萝卜洗净、切片；锅内加入底油，炒熟里脊肉后放入生菜、胡萝卜片、葱末、鸡汤、芍药花，煮沸即得。

【保健功能】健脾开胃。

【临床应用】适用于食欲不佳。

【用法】佐餐食用。

4 芍药炒鸡肝

【来源】《中国花膳与花疗》。

【组成】芍药花2朵，鸡肝500g，酸奶50mL，鸡汤250mL，土豆条200g，面粉、盐、胡椒粉等调味品适量。

【制法】芍药花洗净、切条、焯水；鸡肝去杂、洗净、切片，滚上由盐、胡椒粉、面粉调成的混合物，在热油锅中炸成金黄色；在余油锅内，将葱末煸香，放入酸奶、鸡汤，炸鸡肝，焖上半小时，撒上芍药花条，搅匀出锅装盘，再摊放上熟土豆条。

【保健功能】养血补虚。

【临床应用】适用于血虚体质的调理。

【用法】佐餐食用。

五十二、芙蓉花

【来源】本品为锦葵科植物木芙蓉 *Hibiscus mutabilis* 的花。别名：地芙蓉、木莲、华木、桦木、拒霜。

【化学及营养成分】主要含黄酮、有机酸、豆甾、蒽醌、香豆素、三萜、木脂素等成分。

【药理作用】具有抗菌、抗炎、抗病毒、免疫调节、降压降脂、抗寄生虫、抗过敏等作用。

【性味与归经】微辛，凉。归肺、肝经。

【功能与主治】清热解毒，消肿排脓，凉血止血。内服用于肺热咳嗽，月经过多，白带；外用治痈肿疮疖，乳腺炎，淋巴结炎，腮腺炎，烧烫伤，毒蛇咬伤，跌打损伤。

【花季】8～10月。

【注意事项】孕妇、体质虚寒者忌用。

1 芙蓉花茶

【来源】《中国花膳与花疗》。

【组成】芙蓉花15g。

【制法】芙蓉花洗净，放入杯中，冲入沸水，加盖焖 10 分钟。

【保健功能】清热解毒。

【临床应用】适用于痈疽肿毒。

【用法】代茶饮。

2 芙蓉莲房散

【来源】《妇人大全良方》。

【组成】芙蓉花、莲房适量。

【制法】芙蓉花、莲房各等份，研末即可。

【保健功能】凉血止血。

【临床应用】适用于经血过多。

【用法】米汤送服，每次 6g，每日 3 次。

3 芙蓉花炖猪心

【来源】《重庆草药》。

【组成】芙蓉花 60 ～ 120g，鹿衔草 30g，猪心 1 只，黄糖 60g，盐适量。

【制法】芙蓉花，鹿衔草，猪心，黄糖、盐适量放入锅中，加水炖服。

【保健功能】补益肺肾。

【临床应用】适用于虚劳咳嗽。

【用法】佐餐食用。

4 芙蓉花炖猪肝

【来源】《花卉养生保健》。

【组成】芙蓉花 50g，猪肝 250g，盐适量。

【制法】将猪肝洗净，芙蓉花水漂洗净，沥干，备用。锅内放入水、食盐、猪肝、芙蓉花共煮，待猪肝熟后去花，猪肝切片。

【保健功能】补肝养血，清肺止咳。

【临床应用】适用于各种虚损性疾病，症见干咳、消瘦、乏力等。

【用法】吃肝喝汤，分次食。

5 芙蓉花粥

【来源】《花卉养生》。

【组成】芙蓉花 10g，粳米 60g，白糖适量。

【制法】粳米洗净，加入适量水熬煮成粥，将熟时拌入芙蓉花，稍煮即成。也可以在食用时加入适量白糖。

【保健功能】清热凉血，消肿解毒。

【临床应用】适用于吐血、子宫出血、火眼、疮肿、肺痈等。

【用法】温服。

五十三、丝瓜花

【来源】本品为葫芦科植物丝瓜 *Luffa cylindrical* L. 或粤丝瓜 *Luffa cylindrical* L. 的花。

【化学及营养成分】主要含谷氨酰胺、天冬氨酸、天门冬素、精氨酸、赖氨酸、丙氨酸等多种氨基酸成分。

【药理作用】具有止咳祛痰、抗菌等作用。

【性味与归经】甘、微苦，寒。归肺经。

【功能与主治】清热解毒，化痰止咳。用于肺热咳嗽，咽痛，鼻窦炎，疔疮肿毒，痔疮。

【花季】5 ～ 8 月。

【注意事项】脾胃虚寒，大便溏泻者慎用。

1 丝瓜花蜜饮

【来源】《药膳食谱集锦》。

【组成】丝瓜花 10g，蜂蜜适量。

【制法】将丝瓜花洗净，放入瓷杯内，沸水冲入，加盖浸泡 10 分钟，调入蜂蜜溶化即得。

【保健功能】清热止咳，消痰下气。

【临床应用】适用于咳嗽痰多。

【用法】趁热顿服，一日 3 次。

2 丝瓜花绿豆汤

【来源】《中国花膳与花疗》。

【组成】丝瓜花 8 朵，绿豆 60g。

【制法】将丝瓜花洗净备用，绿豆加水煮至绿豆开花，取汁，加入丝瓜花，再煮沸即得。

【保健功能】清热解暑。

【临床应用】适用于中暑。

【用法】代茶饮。

3 丝瓜花豆腐羹

【来源】《花卉养生》。

【组成】丝瓜花 6g，豆腐 20g，精盐等调味料。

【制法】将丝瓜花洗净，晾干，切细丝，豆腐捏碎同丝瓜花丝一同放入碗中混匀，加入适量水，根据个人口味加入适量盐或其他调味料调味，加热烹煮即得。

【保健功能】清热解毒。

【临床应用】适用于皮肤疮毒发疹。

【用法】佐餐食用。

4 丝瓜花炒蛋

【来源】《中华现代药膳食疗手册》。

【组成】鲜丝瓜花 50g，鸡蛋 2 个，白糖等调味品适量。

【制法】鸡蛋打散搅匀，装入碗中，洗净的鲜丝瓜花微炒后，加入鸡蛋糊同炒，炒熟后放少许白糖。

【保健功能】止咳平喘。

【临床应用】适用于咳喘。

【用法】佐餐食用。

五十四、石斛花

【来源】本品为兰科植物石斛 *Dendrobium nobile* 的花。

【化学及营养成分】主要含黄酮类、黏液质、石斛多糖、石斛花多糖、石斛碱类等成分。

【药理作用】具有抗病原微生物、调节免疫力、抗肿瘤、抗衰老、抗氧化、护肝等作用。

【性味与归经】甘，微寒。归肺、胃、肾经。

【功能与主治】养阴生津，解郁安神。用于热病伤津，口干烦渴，病后虚热，心情烦躁，抑郁不畅。

【花季】5 ～ 7 月。

【注意事项】脾胃虚寒者慎用。

1 石斛花沙拉

【来源】《中国花膳与花疗》。

【组成】鲜石斛花序 1 只，鲜玫瑰花 2 朵，鲜菊花 1 朵，柳丁 2 只，白糖、白醋适量。

【制法】将鲜石斛花，鲜玫瑰花，鲜菊花均扯瓣，放入淡盐水中反复漂洗、沥干、铺盘；将柳丁洗净、压汁，与白糖、白醋各一匙调匀并淋在上述花瓣上即得。

【保健功能】益胃生津。

【临床应用】适用于胃阴虚证，症见口燥、咽干、食欲不佳等。

【用法】佐餐食用。

2 石斛花炖鸡腿

【来源】《中国花膳与花疗》。

【组成】鲜石斛花序 1 枝，鸡腿 1 只，山药 120g，姜片、胡椒粉、盐适量。

【制法】将鲜石斛花，用淡盐水反复漂洗、沥干备用。将鸡腿洗净切块，焯水后放入砂锅，加姜片、胡椒粉和水，大火烧开，加入洗净切块的山药和鲜石斛花，继续炖煮至鸡肉烂熟，加入少许食盐即得。

【保健功能】补肺，养颜，安神。

【临床应用】适用于慢性疲劳综合征，症见体倦乏力、声音嘶哑、用脑用眼过度、失眠等。

【用法】佐餐食用。

3 石斛花地黄汤

【来源】《中国花膳与花疗》。

【组成】石斛花 9g，生地黄 15g，麦冬、桑叶、沙参、天花粉各 6g。

【制法】将石斛花、生地黄、麦冬、桑叶、沙参、天花粉混合，加入适量水煎即得。

【保健功能】滋阴清热。

【临床应用】适用于热病伤阴证，症见口干咽燥、身热面赤、烦躁不安、便秘等。

【用法】每日 1 剂。

五十五、佛手花

【来源】本品为芸香科植物佛手 *Citus medica* var. *Sarcodactylis* Noot. 的花或花蕾。别名：佛柑花。

【化学及营养成分】主要含佛手多糖、黄酮类、挥发油等成分。

【药理作用】具有解痉、镇痛、保护心脏、抗炎、降压等作用。

【性味与归经】微苦，微温。归肝、胃经。

【功能与主治】疏肝理气，和胃快膈。用于肝胃气痛，食欲不振。

【花季】4 ～ 5 月。

【注意事项】阴虚及体质虚弱者少食。

1 佛手花粥

【来源】《中国花卉保健食谱》。

【组成】佛手花 10g，粳米 50g。

【制法】先将佛手花放入锅中，加清水适量，煮至半量水时去渣取汁备用。粳米淘洗干净，放入锅中，加入清水适量，煮至粥成，加入佛手花汁，再煮二三沸即可。

【保健功能】行气，和胃，止痛。

【临床应用】适用于脘腹疼痛。

【用法】每日 2 次，早、晚餐时食用。

2 佛手花厚朴花茶

【来源】《四川中药志》。

【组成】佛手花 10g，厚朴花 10g，扁豆花 10g，石菖蒲 3g。

【制法】将上述药味洗净，加水适量，大火煮沸后改用文火熬 20 分钟，取其汁饮用。

【保健功能】行气解郁，和胃化湿。

【临床应用】适用于肝气犯胃证，症见脘腹胀痛、反酸嗳气。

【用法】代茶饮。

3 佛手花丁香酒

【来源】《花卉养生保健》。

【组成】佛手花 5g，丁香 3g，黄酒 60mL。

【制法】将诸药放入碗中，加入黄酒，隔水炖沸 10 分钟，候温，取汁即可。

【保健功能】理气和胃，降逆止痛。

【临床应用】适用于肝气犯胃之胃脘疼痛，或胃中虚寒而疼痛不止。

【用法】顿服。

五十六、凌霄花

【来源】本品为紫葳科植物 *Campsis grandiflora* Thunb. 或 *Campsis radicans* L. 的花。别名：紫葳、倒挂金钟、白狗肠花、堕胎花、藤萝花、五爪龙、吊墙花、上树龙。

【化学及营养成分】主要含芹菜素、β- 谷甾醇、辣红素、水杨酸、阿魏酸等成分。

【药理作用】具有镇痛、抗炎、抗哮喘、抗过敏、抗菌等作用。

【性味与归经】甘、酸，寒。归肝经。

【功能与主治】活血通经，凉血祛风。用于月经不调，经闭癥瘕，产后乳肿，风疹发红，皮肤瘙痒，痤疮。

【花季】7 ～ 10 月。

【注意事项】气血虚弱者及孕妇忌用；畏卤咸；凌霄花花粉有毒，食用前须洗净，防止花粉入眼。

1 凌霄花炖乌鸡

【来源】《中华现代药膳食疗手册》。

【组成】凌霄花 20g，当归 20g，乌鸡 500g，调味品适量。

【制法】乌鸡洗净，切块，焯水后放入砂锅中，加入洗净的当归和凌霄花一同炖煮至鸡肉熟透，加入适量调味品调味即可。

【保健功能】行瘀通经。

【临床应用】适用于痛经，经闭，月经不调。

【用法】佐餐食用。

2 凌霄花煮黑豆

【来源】《美容养颜花卉饮品家庭制作》。

【组成】凌霄花 30g，黑豆 250g，精盐少许。

【制法】取黑豆用温开水浸泡 2 小时，捞起放入砂锅中加水大火烧开，加入凌霄花炖煮至都烂透，加入少许盐调味即可。

【保健功能】活血化瘀，凉血止血。

【临床应用】适用于崩漏。

【用法】佐餐食用。

3 凌霄花槐花末粥

【来源】《中国花膳与花疗》。

【组成】凌霄花、槐花各10g，糯米50g。

【制法】取凌霄花、槐花共研成末，洗净糯米煮粥，加入粉末搅匀即得。

【保健功能】清热凉血。

【临床应用】适用于内痔出血、肛裂出血。

【用法】每日1～2次，连食多日。

4 凌霄花阿胶粥

【来源】《家庭药膳全书》。

【组成】凌霄花、阿胶各10g，糯米50g，红糖适量。

【制法】先将凌霄花加水煎汁，去渣取汁，加入阿胶、糯米同煮成粥，食用时可加入适量红糖调味。

【保健功能】补血。

【临床应用】适用于血虚之经闭、面色萎黄。

【用法】每日1～2次，温服。

五十七、白及花

【来源】本品为兰科植物白及 *Bletilla striata* Thunb. 的花。

【化学及营养成分】主要含联苄类化合物、联菲类化合物、双菲醚类化合物、二氢菲吡喃类化合物、具螺内酯的菲类衍生物、菲类糖苷化合物、花青素、黄酮类、酚酸类等成分。

【药理作用】具有止血、抗结核、抗肿瘤等作用。

【性味与归经】苦、涩，微寒。归肺、肝、胃经。

【功能与主治】收敛止血，消肿生肌，止咳化痰。用于咳血，咯血，创伤出血，溃疡出血，手足皲裂，肛裂，疮疡等。

【花季】3 ～ 5 月。

【注意事项】不可与李子核、杏仁同食；也不宜与川乌、制川乌、草乌、制草乌、附子同用。

1 石榴白及花汤

【来源】《食用花卉栽培及妙用》。

【组成】石榴花、牛膝各 6g，白及花 30g，忍冬藤 15g，百部 9g，冰糖适量。

【制法】石榴花、牛膝、白及花、忍冬藤、百部洗净，放入锅内，加入清水，大火煮沸后加入冰糖，改用文火熬 20 分钟，取其汁饮用。

【保健功能】清热解毒，消肿生肌。

【临床应用】适用于肺痈，疮疡肿毒。

【用法】每日 1 剂。

2 白及花炖燕窝

【来源】《中老年人保健药膳全书》。

【组成】白及花 30g，燕窝 9g，冰糖适量。

【制法】白及花洗净，加入燕窝、冰糖，隔水炖烂即得。

【保健功能】滋养肺阴，止咳止血。

【临床应用】适用于肺结核、肺癌、肺气肿、慢支等呼吸系统疾病伴咳血、咯血者。

【用法】佐餐食用。

3 白及花豆腐汤

【来源】《中国药膳学》。

【组成】白及花 30g，天门冬、甘草各 10g，豆腐 500g，调味料适量。

【制法】白及花、天门冬、甘草冷水入锅，大火烧开后加入豆腐，小火炖煮，根据个人口味加入适量调料即得。

【保健功能】收敛止血，消肿生肌。

【临床应用】适用于肺痈，肺结核。

【用法】肺痈初起者不宜用。

五十八、梨花

【来源】本品为蔷薇科梨属植物白梨 *Pyrus bretschneideri*、沙梨 *P. pyrifolia*、秋子梨 *P. ussueiensis* 的花。

【化学及营养成分】主要含熊果苷、熊果醇、熊果醛、黄酮类核甾体等成分。

【药理作用】具有增强心肌活力、祛痰止咳、保肝、美白护肤、降压、防癌抗癌等作用。

【性味与归经】甘，凉。归肺、胃经。

【功能与主治】生津润燥，清热化痰。用于热病伤津口渴，消渴，痰热惊狂，噎膈，便秘。

【花季】4～5月。

【注意事项】无。

梨花梨皮饮

【来源】《花卉养生手册》。

【组成】梨花10g，梨皮30g，蜂蜜适量。

【制法】梨花、梨皮用水洗净，水煎加蜂蜜调味即可。

【保健功能】清心润肺，生津降火。

【临床应用】适用于咳嗽，咽痛，喑哑，麻疹等。

【用法】代茶饮。

五十九、柿蒂花

【来源】本品为柿科柿属植物柿 *Diospyros kaki* Thunb. 的干燥宿萼。

【化学及营养成分】主要含羟基三萜酸、熊果酸、没食子酸、鞣质等成分。

【药理作用】具有抗心律失常、镇静、抗生育等作用。

【性味与归经】甘、涩，平。归胃经。

【功能与主治】降逆止呃。用于呃逆。

【花季】8～9月。

【注意事项】备孕者及孕妇禁用。

1 柿蒂梅仁汤

【来源】《中国花膳与花疗》。

【组成】柿蒂 12g，乌梅核白仁 10 枚，白糖 9g。

【制法】柿蒂洗净，晾干，乌梅核白仁切细，将柿蒂、乌梅白仁和白糖一并放入锅中，加水两杯煎至一杯即得。

【保健功能】止咳下气。

【临床应用】适用于百日咳。

【用法】每日1剂。

2 柿蒂梅末汤

【来源】《圣济总录》。

【组成】干柿蒂7枚，白梅3枚。

【制法】将干柿蒂和白梅，捣碎为粗末，加入水300mL左右，加热煎至100mL，过滤出渣，即得。

【保健功能】降逆止呕。

【临床应用】适用于伤寒呕哕不止。

【用法】温服。

3 柿蒂陈皮半夏茶

【来源】《一本书读懂药茶》。

【组成】柿蒂6g，陈皮15g，法半夏6g。

【制法】将柿蒂、陈皮、法半夏一块砸碎，装入纱布袋中，放进砂锅里，加适量清水，煎煮10～15分钟。

【保健功能】燥湿化痰，降逆止呃。

【临床应用】适用于痰湿导致的呃逆、嗳气。

【用法】代茶饮。

六十、栗花

【来源】本品为壳斗科植物板栗 *Castanea mollissima* BL. 的花或花序。别名：板栗花。

【化学及营养成分】主要含精氨酸等成分。

【药理作用】具有抗炎、降压、防治动脉粥样硬化等作用。

【性味与归经】苦、涩，平。归肺、大肠经。

【功能与主治】清热燥湿，消肿散结，止血。用于泄泻，痢疾，带下，便血，瘰疬，瘿瘤等。

【注意事项】孕妇忌用。

1 栗花贝母散

【来源】《花花·食界》。

【组成】栗花、浙贝母等量，白酒或黄酒适量。

【制法】将栗花、浙贝母洗净去杂，烘干，研磨成粉，以黄酒或白酒适量冲服。

【保健功能】消瘰散结。

【临床应用】适用于瘰疬日久不愈。

【用法】每次3g，每日3次。

2 复方栗花汤

【来源】《山东中草药验方选》。

【组成】栗子花15g（鲜品30g），老枣树皮30g，鲜棉花6g（干品2g），鸡蛋1个。

【制法】将老枣树皮炒焦，与栗子花、鲜棉花、鸡蛋加水煮至鸡蛋半熟，将蛋取出，打破蛋壳，再煮熟即得。

【保健功能】涩肠止泻。

【临床应用】适用于痢疾，肠炎。

【用法】吃蛋喝汤，每日2次。

六十一、橘花

【来源】本品为芸香科植物橘子 *Citrus reticulata* 的花。别名：柚花。

【化学及营养成分】主要含黄酮、挥发油等成分。

【药理作用】具有抗氧化、抑菌、延缓衰老、抗肿瘤、抗辐射等作用。

【性味与归经】辛、温。归脾、肺经。

【功能与主治】行气，化痰，镇痛。用于胃脘胸膈胀痛。

【注意事项】孕妇及气虚者忌用。

1 橘花茶

【来源】《药膳偏方》。

【组成】干橘花5g。

【制法】将干橘花放入杯中，冲入沸水，加盖焖10分钟。

【保健功能】和胃理气。

【临床应用】适用于胃胀。

【用法】代茶饮。

2 橘花粥

【来源】《花花·食界》。

【组成】橘花10g，大米50g。

【制法】将橘花洗净，水煎取汁，去渣，将大米淘净，放入锅中，加入橘花汁及清水适量，煮为稀粥服用；或将鲜橘花调入稀粥中服用。

【保健功能】行气化痰，降脂。

【临床应用】适用于咳嗽痰多，高脂血症。

【用法】温服。

六十二、木瓜花

【来源】本品为蔷薇科木瓜属植物皱皮木瓜 *Chaenomeles speciosa* 的花。

【化学及营养成分】主要含挥发油、蛋白质、糖类、维生素等成分。

【药理作用】具有镇痛、镇静、抗菌、降压等作用。

【性味与归经】甘，凉。归脾、胃经。

【功能与主治】养脾益胃。用于脾胃亏虚，食欲不振，纳差食少。

【注意事项】热盛体质者慎用。

木瓜花粥

【来源】《花花·食界》。

【组成】木瓜花 5 朵，大米 100g，白糖适量。

【制法】将木瓜花洗净去杂，放入锅中，加清水适量，浸泡 5 ～ 10 分钟后，水煎取汁，加大米煮粥，待粥熟时加入适量白糖，再煮一二沸即得。

【保健功能】健脾养胃，丰乳。

【临床应用】适用于脾胃亏虚，纳差食少，乳房瘦小。

【用法】每日 1 剂，连续 3 ～ 5 天。

六十三、玉米须

【来源】本品为禾本科植物玉蜀黍 *Zea mays* L. 的花柱和柱头。别名：玉蜀黍须、蜀黍须、苞谷须。

【化学及营养成分】主要含脂肪油、挥发油、树胶样物质、树脂、苦味糖苷、皂苷、生物碱、隐黄质等成分。

【药理作用】具有利尿、降压、抑制蛋白质排泄、促进胆汁分泌等作用。

【性味与归经】甘、淡，平。归膀胱、肝、胆经。

【功能与主治】利尿消肿，清肝利胆。用于水肿，小便淋沥，黄疸，胆囊炎，胆结石，高血压，糖尿病，乳汁不通。

【注意事项】过敏体质者忌用；孕妇慎用；长期大量使用会引起高钾血症，并可诱发支气管哮喘。

1 玉米须茶

【来源】《中国药膳大辞典》。

【组成】玉米须 3 ～ 5g。

【制法】将玉米须放入杯中，冲入沸水，加盖焖 10 分钟。

【保健功能】利水消肿。

【临床应用】适用于高血压，肾病水肿。

【用法】代茶饮。

2 玉米须蚌肉煲

【来源】《现代家庭药膳》。

【组成】玉米须50g，蚌肉300g，棒骨汤2500g，盐、姜、葱、料酒、味精调味品适量。

【制法】将玉米须洗净，装入无纺布袋内扎紧口，蚌肉切片，共放入煲锅内，加盐、姜、葱、料酒、味精，加入棒骨汤；将煲锅置武火上烧沸，再用文火煲30分钟即可。

【保健功能】清肝泄热，利水消肿。

【临床应用】适用于高血压，糖尿病，肾炎，尿路感染，肝炎，胆囊炎等。

【用法】佐餐食用。

3 玉米须炖龟

【来源】《药膳食疗》。

【组成】玉米须50g，龟1只，姜、葱、盐、绍酒等调味品各适量。

【制法】将龟宰杀后，去头、爪和内脏，玉米须洗净，装入纱布袋内，扎紧口。将龟、药袋放入锅内，加姜、葱、盐、绍酒、清水1000mL，置武火烧沸，再用文火炖煮至熟，即成。

【保健功能】养阴润燥，平肝潜阳。

【临床应用】适用于糖尿病，高血压。

【用法】喝汤吃龟肉，每周1次。

六十四、仙人掌花

【来源】本品为仙人掌科植物仙人掌 *Opuntia Dillenii* Haw. 的花。别名：凤尾簕、龙舌、平虑草、老鸦舌、神仙掌、霸王、观音掌、观音刺、霸王树、仙巴掌、火焰、火掌、刺巴掌、番花、麒麟花、佛手刺、避火簪。

【化学及营养成分】主要含苹果酸、琥珀酸、果胶多糖及胶渗出物，无羁萜酮、无羁萜等成分。

【药理作用】具有降糖、降脂、减肥、抗病原微生物、抗炎、镇痛、抗胃溃疡，调节免疫功能、抗应激、延缓衰老等作用。

【性味与归经】苦，寒。归胃、肺、大肠经。

【功能与主治】行气活血，凉血止血，解毒消肿。用于胃痛，痞块，痢疾，喉痛，肺热咳嗽，肺痨咯血，吐血，痔血，疮疡疔疖，乳痈，痄腮，癣疾，蛇虫咬伤，烫伤，冻伤。

【注意事项】脾胃虚寒者慎用；孕妇忌用；其汁入目，使人失明；忌吃酸、辣等刺激性食物。

1 仙人掌花茶

【来源】《临床实用儿科效验方》。

【组成】仙人掌花 10g。

【制法】将仙人掌花放入杯中，冲入沸水，加盖焖 10 分钟。

【保健功能】凉血止血。

【临床应用】适用于呕血，鼻出血。

【用法】代茶饮。

2 仙人掌花瘦肉汤

【来源】《花花·食界》。

【组成】仙人掌花 15g，猪瘦肉 100g，调料适量。

【制法】仙人掌花洗净，切细；猪瘦肉洗净、切片，放入锅内，加清水适量煮沸后，调入调料；煮至猪瘦肉熟后，下洗净的仙人掌花，再煮一二沸即可。

【保健功能】清热凉血，解毒消痈。

【临床应用】适用于睾丸炎及消化性溃疡出血的辅助治疗。

【用法】佐餐食用。

六十五、鱼腥草

【来源】本品为三白草科植物蕺菜 *Houttuynia cordata* Thunb. 的带花全草。别名：臭菜、侧耳根、臭根草、臭灵丹。

【化学及营养成分】主要含挥发油等成分。

【药理作用】具有抗菌、抗炎、抗辐射、抗病毒、增强免疫力、抗癌、抗过敏、平喘、利尿等作用。

【性味与归经】辛，微寒。归肺经。

【功能与主治】清热解毒，消痈排脓，利尿通淋。用于肺痈吐脓，痰热喘咳，热痢，热淋，痈肿疮毒。

【注意事项】脾胃虚寒者及患虚寒性病证者均忌用。

1 鱼腥草蜜饮

【来源】《花花·食界》。

【组成】鱼腥草 250g，蜂蜜适量。

【制法】将鱼腥草洗净、切碎，提取汁液，兑入蜂蜜，煮沸饮服。

【保健功能】清热解毒，豁痰止咳。

【临床应用】适用于上呼吸道感染。

【用法】每日 1 剂。

2 鱼腥草粥

【来源】《花花·食界》。

【组成】鱼腥草 30g，大米适量。

【制法】将鱼腥草洗净，折断备用；大米淘净，加清水适量煮为稀粥，待熟时加入鱼腥草，再煮一二沸即得。

【保健功能】清热解毒，消肿排脓。

【临床应用】适用于痄腮，肺脓肿，乳腺炎，伴肿痛、发热恶寒者。

【用法】每日 2 剂，10 天为 1 疗程。

3 鱼腥草炒肉丝

【来源】《家庭常用食物食疗方》。

【组成】鱼腥草 100g，瘦肉 100g，姜丝、大蒜、食用油、辣椒粉、花椒粉、味精、酱油、食盐适量。

【制法】鱼腥草捡去根须，放水里搓洗干净，切成两厘米长的段，瘦肉切成肉丝备用。切好的肉丝放入盐、酱油、辣椒粉、花椒粉腌制十分钟。姜蒜切碎，炒锅放油，放入姜蒜炒香，放入肉丝快速滑炒断生，盛出备用，锅中留油。放入鱼腥草翻炒至熟，倒入肉丝，加酱油、盐、味精翻炒均匀即可出锅。

【保健功能】清热解毒，滋阴润肺，凉血。

【临床应用】适用于肺炎，虚劳干咳，肺脓肿。

【用法】佐餐食用。

4 鱼腥草梨汤

【来源】《妙智养生功》。

【组成】鱼腥草 100g，白梨 1 个，冰糖适量。

【制法】将鱼腥草洗净切段，梨去皮切成小方块；先将梨放入养生壶中，加入水和适量冰糖小火熬煮 1 小时；再加入鱼腥草段熬 15 分钟即可。

【保健功能】清肺化痰，润燥止咳。

【临床应用】适用于燥咳，或黄稠痰难以咳出者。

【用法】每日1剂，汤汁、梨肉、鱼腥草均可食用。

5 凉拌鱼腥草

【来源】《中医食疗养生学》。

【组成】鱼腥草150g，葱、酱油、醋、精盐、辣椒面、大蒜等调味品适量。

【制法】将鱼腥草洗净，切段放入盘中；加入葱、酱油、醋、精盐、辣椒、大蒜适量拌匀即得。

【保健功能】清热解毒，排脓消痈。

【临床应用】适用于肺痈及痰热内蕴证，症见咳嗽咽痛、痰多腥臭、小便短赤。

【用法】佐餐食用。

六十六、绿豆花

【来源】本品为豆科植物绿豆 *Vigna radiata* L. 的花。

【化学及营养成分】主要含蛋白质、脂肪、糖类、氨基酸等成分。

【药理作用】具有解热、抗炎、抗菌、降压、抗肿瘤等作用。

【性味与归经】甘，寒。归脾、胃经。

【功能与主治】解酒毒。用于急、慢性酒精中毒。

【注意事项】孕妇慎用。

绿豆花蜜饮

【来源】《花花·食界》。

【组成】绿豆花 10g，蜂蜜适量。

【制法】将绿豆花洗净，与蜂蜜同放入杯中，冲入沸水，加盖焖 10 分钟。

【保健功能】清热利湿，解酒除烦。

【临床应用】适用于酒醉烦渴，小便短赤。

【用法】代茶饮。

六十七、荠菜花

【来源】本品为十字花科植物荠菜 *Capsellae bursa-pastoris* L. 的花序。别名：荠花，地米花。

【化学及营养成分】主要含蛋白质、脂肪、维生素、核黄素、有机酸等成分。

【药理作用】具有增强抵抗力、抗炎、抗菌、止血、降压、降脂等作用。

【性味与归经】甘，凉。归肝、脾经。

【功能与主治】凉血止血，清热利湿。用于崩漏，尿血，吐血，咯血，衄血，小儿乳积，痢疾，赤白带下。

【注意事项】孕妇慎用。

1 荠菜花茶

【来源】《花卉养生饮食》。

【组成】荠菜花 200g。

【制法】将荠菜花洗净放入杯中，冲入沸水，加盖焖 10 分钟。

【保健功能】清热利尿，凉血止血。

【临床应用】适用于乳糜尿、血尿。也可用于水肿、高血压的辅助治疗。

【用法】代茶饮。

2 蓟荠菜花饮

【来源】《肿瘤患者药膳妙方》。

【组成】大、小蓟各 15g，瞿麦 15g，白茅根 30g，荠菜花 30g，茜草根 30g。

【制法】先将以上六味洗净，入锅加水适量，用中火煎煮 2 次。合并滤汁即成。

【保健功能】凉血止血。

【临床应用】适用于血尿。

【用法】每日 1 剂，上、下午分服。

3 荠菜花煮蛋

【来源】《实用家庭卫生保健》。

【组成】荠菜花200g，鸡蛋6枚，茶叶、精盐等调味品适量。

【制法】先把荠菜花、鸡蛋洗净，放入砂锅；加入适量冷水，煮开；倒入茶叶，大火煮开；调至中火，煮15分钟；用勺子将鸡蛋壳敲破入味；加入适量盐，继续煮10分钟，即可关火。

【保健功能】凉血止血，补虚健脾，清热利水。

【临床应用】适用于高血压，血尿。

【用法】佐餐食用。

六十八、薄荷花

【来源】本品为唇形科植物薄荷 *Mentha haplocalyx* 的花。

【化学及营养成分】主要含挥发油等成分。

【药理作用】具有解热、发汗、调节中枢、抗炎、抗菌等作用。

【性味与归经】辛、微甘，凉。归肺、肝经。

【功能与主治】发汗解表，清暑化浊，辟秽气，清头目。用于感冒，头痛，咳嗽，咽喉肿痛。

【注意事项】脾胃虚寒及腹泻、便溏者慎用；表虚多汗者禁用；忌久煮，不可多服、久服。

薄荷花茶

【来源】《花花·食界》。

【组成】薄荷花 5g，茶叶 2g。

【制法】将薄荷花、茶叶放入杯中，冲入沸水，加盖焖 10 分钟。

【保健功能】疏散风热。

【临床应用】适用于外感风热证，症见咳嗽、咽痛、发热、头痛等，也可用于提神醒脑。

【用法】代茶饮。

六十九、兰花

【来源】本品为兰科植物兰花 *Cymbidium ensifolium* L. 的花。别名：幽兰、蕙、兰蕙。

【化学及营养成分】主要含氨基酸、天然酵素酶、维生素等成分。

【药理作用】具有抗炎、抗菌、降压、延缓衰老、抗肿瘤、抗疲劳等作用。

【性味与归经】辛，平。归肺、脾、肝经。

【功能与主治】调气和中，止咳，明目。用于胸闷，腹泻，久咳，青盲内障。

【注意事项】脾胃虚寒者慎用；用量不宜过大。

1 兰花肉丝

【来源】《花花·食界》。

【组成】兰花5朵，猪瘦肉150g，葱、姜、味精等调味品适量。

【制法】将兰花洗净，切丝备用，猪瘦肉洗净、切丝，入油锅内炒熟后，下兰花丝及葱、姜、味精等调味品，翻炒片刻，即可。

【保健功能】理气止痛。

【临床应用】适用于痛经，月经不调。

【用法】佐餐食用。

2 兰花菊花汤

【来源】《花花·食界》。

【组成】兰花蕊30g，菊花、麦冬各15g，仙鹤草20g。

【制法】将上述药味洗净，加水适量，大火煮沸后改用文火熬20分钟，取其汁饮用。

【保健功能】清热疏肝。

【临床应用】适用于眩晕。

【用法】每日1剂，连服4～6天。

3 兰花肚丝

【来源】《美味药膳》。

【组成】鲜兰花 10 朵，猪肚 500g，酱油、辣椒油、白糖、味精、醋各适量。

【制法】将鲜兰花瓣洗净，控干水备用。猪肚洗净。放沸水锅内煮至半熟，捞出，用刀刮洗干净，再放入沸水锅内煮熟后，捞出控干，切成细丝，放入盆内，加入辣椒油、白糖、味精、精盐、酱油、醋和兰花瓣，调匀盛入盘内即成。

【保健功能】清热，理气，和中，止痛。

【临床应用】适用于消化性溃疡之胃热证，症见胃脘疼痛、口苦口臭、胃脘灼热。

【用法】佐餐食用。

4 兰花蜂蜜饮

【来源】《花花・食界》。

【组成】兰花 5 朵，蜂蜜适量。

【制法】将兰花、蜂蜜放入杯中，冲入沸水，加盖焖 10 分钟。

【保健功能】解酒醒酒。

【临床应用】适用于酒醉口渴、心烦、口臭、小便短赤。

【用法】代茶饮。

5 兰花炖冰糖

【来源】《花花·食界》。

【组成】鲜兰花 30 朵，冰糖适量。

【制法】将鲜兰花择净，与冰糖同放锅中，加清水适量，炖至冰糖溶化即可。

【保健功能】润肺止咳。

【临床应用】适用于肺燥干咳。

【用法】每日 2 次，连服 3 ～ 5 天。

七十、葛花

【来源】本品为豆科植物野葛 *Pueraria lobata* Willd.、甘葛藤 *Pueraria thomsonii* Benth. 的花。别名：葛条花。

【化学及营养成分】主要含葛根素、大豆黄酮苷、花生素等黄酮类化合物，还有蛋白质、氨基酸、糖及纤维素等成分。

【药理作用】具有解酒、保肝等作用。

【性味与归经】甘，凉。归脾、胃经。

【功能与主治】解酒醒脾，止血。用于伤酒烦热口渴，头痛头晕，脘腹胀满，呕逆吐酸，不思饮食，吐血，肠风下血。

【注意事项】孕妇慎用。

1 荷叶葛花茶

【来源】《脂肪肝绿色疗法》。

【组成】荷叶半张，葛花10g。

【制法】将上述药味洗净，加水适量，大火煮沸后改用文火熬20分钟，取其汁饮用。

【保健功能】解酒毒，降血脂。

【临床应用】适用于酒精中毒，脂肪肝。

【用法】代茶饮。

2 葛花石膏茶

【来源】《花卉药膳与便方》。

【组成】葛花10g，生石膏30g。

【制法】将生石膏放入砂锅中，加适量水，煎煮15分钟；再加入葛花同煮5分钟，取汁即得。

【保健功能】解酒清热。

【临床应用】适用于因饮酒导致的胃肠积热证，症见烦渴、食欲不振、呕吐吞酸、小便短赤、大便秘结。

【用法】代茶饮。

3 葛花包子

【来源】《保健花膳》。

【组成】葛花500g，面粉500g，精盐、葱、植物油各适量。

【制法】将葛花、精盐、葱、植物油拌匀成馅；面粉加水和面，包馅，上笼蒸熟即可。

【保健功能】健脾和胃。

【临床应用】适用于食欲不振，消化不良。

【用法】做主食或辅食。

七十一、芦荟花

【来源】本品为百合科植物斑纹芦荟 *Aloe vera var.chinensis* Haw. 的花。别名：油葱花、卢会花、象鼻草花、罗帏花。

【化学及营养成分】主要含挥发油、蒽醌、可溶性蛋白质、维生素 C、粗纤维、氨基酸等成分。

【药理作用】具有泻下、抗炎、抗菌、解毒、美白、延缓衰老等作用。

【性味与归经】甘、淡，凉。归肺、脾、胃、膀胱经。

【功能与主治】止咳，凉血化瘀。用于咳嗽，咳血，吐血，白浊。

【注意事项】孕妇忌用。

1 芦荟花炒肉丝

【来源】《花花·食界》。

【组成】芦荟花30g，猪肉150g，食用油、淀粉、调味品适量。

【制法】将芦荟花洗净备用；猪肉洗净切丝，勾芡汁；油锅放素油适量烧热后，下肉丝煸炒，而后投入芦荟花翻炒片刻，出锅装盘即成。

【保健功能】清热通淋。

【临床应用】适用于白浊，遗精，泌尿系感染。

【用法】佐餐食用。

2 二花茅根汤

【来源】《花花·食界》。

【组成】芦荟花、金银花各10g，白茅根30g。

【制法】将上述药味洗净，加水适量，大火煮沸后改用文火熬20分钟，取其汁饮用。

【保健功能】清热凉血。

【临床应用】适用于各种出血。

【用法】每日1剂，连服5天。

七十二、洋甘菊

【来源】本品为菊科植物洋甘菊 *Matricaria recutita* L. 的花。别名：目菊。

【化学及营养成分】主要含环醚类、黄酮类、总挥发油等成分。

【药理作用】具有抗炎、抗溃疡、抗菌、利胆、解痉、增强免疫等作用。

【性味与归经】辛、微苦，微凉。归肺经。

【功能与主治】清热解毒，止咳平喘，祛风湿。用于感冒发热，咽喉肿痛，肺热咳喘，热痹肿痛，疮肿。

【注意事项】无。

1 洋甘菊紫罗兰茶

【来源】《花茶与健康》。

【组成】洋甘菊 3g，紫罗兰 3g。

【制法】将洋甘菊、紫罗兰放入杯中，冲入沸水，加盖焖 10 分钟。

【保健功能】润肠通便，排毒养颜。

【临床应用】适用于便秘，痤疮。

【用法】代茶饮。

2 洋甘菊蛋糕

【来源】《中国家常菜谱》。

【组成】洋甘菊 3g，茉莉花 18g，蛋黄 90g，蛋清 170g，蜂蜜 20g，低筋面粉 130g，砂糖 140g，沙拉油 80mL，盐少许。

【制法】洋甘菊以 200mL 热水泡开备用；钢盆中加入蛋黄、蜂蜜及 60g 砂糖，以搅拌器打至呈淡乳黄色后，加入洋甘菊水、沙拉油搅拌均匀，再拌入低筋面粉与茉莉花搅拌至糊状备用；取另一锅加入蛋白、80g砂糖与盐一起打至发泡、变硬后，倒入搅匀，送入烤箱以180℃烤35分钟即可。

【保健功能】清肝明目，解郁安神。

【临床应用】适用于肝火上炎证，症见目赤肿痛、视物疲劳、烦躁失眠等。

【用法】当辅食。

七十三、绣线菊

【来源】本品为蔷薇科植物粉花绣线菊 *Spiraea japonica* L. 或光叶绣线菊 *Spiraea japonica* var. *fortunei* 的干燥地上部分。别名：火烧尖、土黄连。

【化学及营养成分】主要含生物碱、萜类、黄酮类、苯丙素类、挥发油类等成分。

【药理作用】具有抗血小板凝集等作用。

【性味与归经】苦，凉。归肝、肺、大肠经。

【功能与主治】清热解毒。用于目赤肿痛，头痛，牙痛，肺热咳嗽；外用治创伤出血。

【花季】6～8月。

【注意事项】忌食酸、辣食物。

绣线菊茶

【来源】《家庭医疗实用大典》。

【组成】绣线菊（干）15g，紫苏叶 6g，白菊花 3g。

【制法】将绣线菊、紫苏叶和白菊花一同放入杯中，冲入沸水，加盖焖 10 分钟。

【保健功能】清热利尿，明目退翳。

【临床应用】适用于膀胱炎，目赤肿痛。

【用法】代茶饮。

七十四、黄蜀葵花

【来源】本品为锦葵科秋葵属植物黄蜀葵 *Abelmoschus manihot* L. 的干燥花冠。别名：黄蜀葵、棉花葵、水棉花、野芙蓉、侧金盏。

【化学及营养成分】主要含槲皮素、槲皮素 –3– 刺槐糖苷、金丝桃苷、飞燕草素、飞燕草素 –3– 葡萄苷、矢车菊素等成分。

【药理作用】具有抗菌、止咳、祛痰、利尿等作用。

【性味与归经】甘，寒。归肾、膀胱经。

【功能与主治】清利湿热，消肿解毒。用于湿热壅遏，淋浊水肿，外治痈疽肿毒，水火烫伤。

【花季】7～10月。

【注意事项】孕妇忌用。

1 黄蜀葵花汤

【来源】《实用中医小方》。

【组成】黄蜀葵花 30g。

【制法】上药加水至 600mL 同煎，武火煎沸后，改用文火续煎 30 分钟，滤出药液，再加水至 300mL，煎沸 20 分钟，去渣，两煎药液兑匀。

【保健功能】清泄湿热，分利清浊。

【临床应用】适用于乳糜尿。

【用法】每日 1 剂，分早晚服用。

2 黄蜀葵花炖肉

【来源】《草药手册》。

【组成】鲜黄蜀葵花 10g，鲜鸡冠花（崩漏用红花；白带用白花）10g，猪肉 100g，食盐适量。

【制法】将鲜黄蜀葵花、鲜鸡冠花洗净切碎，备用。猪肉洗净切块，加水大火烧开，下火炖煮 30 分钟后，加入上述两种鲜花，继续炖煮 30 分钟，加食盐调味即可。

【保健功能】活血止血。

【临床应用】适用于崩漏，白带。

【用法】佐餐食用。

七十五、旋覆花

【来源】本品为菊科植物线叶旋覆花 *Inula japonica* 的头状花序。别名：金钱花、满天星、六月菊。

【化学及营养成分】主要含蒲公英甾醇、槲皮素、异槲皮素、氯原酸、咖啡酸等成分。

【药理作用】具有平喘、镇咳、抗菌、杀虫等作用。

【性味与归经】苦、辛、咸，温。归肺、大肠经。

【功能与主治】消痰行水，降气止呕。用于风寒咳嗽，痰饮蓄结，胸膈痞闷，喘咳痰多，呕吐噫气，心下痞硬。

【花季】6 ～ 10 月。

【注意事项】阴虚劳嗽、风热燥咳者禁用；孕妇及儿童慎用。

1 旋覆花鱼汤

【来源】《花卉药膳与便方》。

【组成】旋覆花 15g，鲤鱼 300g，调味品适量。

【制法】旋覆花、鲤鱼洗净，将旋覆花放入鱼腹，加水、调味品炖熟。

【保健功能】行水消肿，下气软坚。

【临床应用】适用于水肿，腹胀。

【用法】吃鱼喝汤。

2 旋覆花灵芝蒸肉饼

【来源】《花卉食疗》。

【组成】旋覆花 5g，灵芝 5g，瘦猪肉 100g，鸡蛋 2 个，葱花、姜末、盐、白糖等各适量。

【制法】取旋覆花洗净切丝，灵芝粉碎成末，瘦猪肉切成末，打入鸡蛋，加上述调味料搅匀，做成饼，隔水蒸熟。

【保健功能】养阴安神，降气消痰，止呃逆。

【临床应用】适用于慢性支气管炎，呃逆，虚烦失眠。

【用法】随餐食用。

七十六、密蒙花

【来源】本品为马钱科植物密蒙花 *Buddleja officinalis* Maxim. 的干燥花蕾或花序。别名：染饭花、九里香、小锦花、蒙花、黄饭花、疙瘩皮树花、鸡骨头花。

【化学及营养成分】主要含刺槐苷，密蒙皂苷 A、B，对甲氧基桂皮酰梓醇、梓苷、梓醇、刺槐素等成分。

【药理作用】具有抗菌、解痉、利胆、利尿等作用。

【性味与归经】甘，微寒。归肝经。

【功能与主治】清热泻火，养肝明目，退翳。用于目赤肿痛，多泪羞明，目生翳膜，肝虚目暗，视物昏花。

【花季】3～4月。

【注意事项】目疾属肝经风热和阳虚内寒者慎用；孕妇及儿童慎用。

1 青果密蒙茶

【来源】《中华现代药膳食疗手册》。

【组成】密蒙花5g，青果3个。

【制法】将上述药味洗净，放入杯中，冲入沸水，加盖焖10分钟。

【保健功能】清肝泻火，明目退翳。

【临床应用】适用于目赤羞明、红肿流脓。

【用法】代茶饮。

2 密蒙花羊肝汤

【来源】《眼病饮食宜忌》。

【组成】羊肝150g，谷精草30g，密蒙花10g，葱花、姜末、料酒、食盐、味精、精制油各适量。

【制法】将密蒙花洗净，晾干；将谷精草洗净、晾干、切碎，放入纱布袋中扎紧袋口，与密蒙花同入碗中。将羊肝加清水浸泡1小时，洗净、剖条后切成片；炒锅置火上，加精制油烧至六成热，加葱花、姜末煸香，入羊肝片翻炒后，烹入料酒、清水，加入谷精草药袋，用小火煨 30 分钟，取出药袋后，用小火把羊肝片煮熟，加密蒙花、食盐、味精煮沸，即可食用。

【保健功能】补益肝肾，祛风明目。

【临床应用】适用于玻璃体浑浊。

【用法】佐餐食用。

3 密蒙杞菊饮

【来源】《中华现代药膳食疗手册》。

【组成】密蒙花 5g，枸杞 10g，菊花 5g。

【制法】将上述药味洗净，放入杯中，冲入沸水，加盖焖 10 分钟。

【保健功能】祛风清热，清肝明目。

【临床应用】适用于角膜炎，风热证，症见眼珠生翳、赤眼、多眵流泪等。

【用法】代茶饮。

七十七、款冬花

【来源】本品为菊科植物款冬 *Tussilago farfara* L. 的花蕾。别名：冬花、款花、看灯花、艾冬花、九九花。

【化学及营养成分】主要含款冬二醇等甾醇类、芸香苷、金丝桃苷、三萜皂苷、鞣质、蜡、挥发油等成分。

【药理作用】具有镇咳、祛痰、平喘、兴奋呼吸、升压、抑制血小板聚集等作用。

【性味与归经】辛、微苦，温。归肺经。

【功能与主治】润肺下气，化痰止咳。用于新、久咳嗽，气喘，劳嗽咳血。

【花季】6～7月。

【注意事项】肝功能不全者禁用；大便溏泻者、孕妇慎用。

1 款冬花茶

【来源】《中医治验偏方秘方大全》。

【组成】款冬花9g，紫菀5g，炙甘草5g，绿茶1g，蜂蜜25g。

【制法】款冬花、紫菀、炙甘草、绿茶加水400mL，煎煮3分钟，经纱布过滤后加入蜂蜜，再煮沸即可。

【保健功能】止咳化痰，降逆润肺。

【临床应用】适用于多种慢性咳嗽、气喘及肺虚久咳。

【用法】代茶饮。

2 冬花黄鸭叫

【来源】《中医治验偏方秘方大全》。

【组成】黄鸭叫鱼（黄颡鱼）350g，款冬花2g，红烧海鲜酱20g，黄酒5g。

【制法】黄鸭叫鱼宰杀后去鳞、鳃、内脏后，腌浸入味，用油炸成金黄色；锅中加油煸炒款冬花，下入红烧海鲜酱、黄酒，放入炸好的鱼，调味收汁即可。

【保健功能】健脾益气，清热化痰。

【临床应用】适用于哮喘。

【用法】佐餐食用。

3 款冬花杏仁粥

【来源】《家庭进补一点通》。

【组成】款冬花 10g，苦杏仁 10g，粳米 50g。

【制法】将苦杏仁去皮，捣为泥，与款冬花入砂锅中，加清水 200mL，煎 10 分钟，去渣取汁备用。将粳米入锅，加清水 500mL，煮为稀粥，兑入款冬花苦杏仁汁，煮 2 ～ 3 沸即成。

【保健功能】宣肺化痰，定喘止咳。

【临床应用】适用于一切咳喘。

【用法】每日早晚温热服食，5 ～ 7 天为 1 疗程。

4 款冬花煸肉

【来源】《花卉食疗》。

【组成】款冬花 250g，猪肉 200g，料酒、精盐、味精、酱油、葱花、姜丝等调料适量。

【制法】将款冬花去杂洗净，切段，猪肉洗净切片，放入碗内，加入上述调料腌渍；锅内放油烧热，加入腌渍好的猪肉煸炒几下，加入款冬花继续煸炒至熟，即得。

【保健功能】滋阴润燥，化痰止咳。

【临床应用】适用于阴虚咳嗽，症见咳逆喘息、口干咽干、体倦乏力、潮热盗汗、便秘等。

【用法】佐餐食用。

七十八、玉簪花

【来源】本品为百合科植物玉簪属植物玉簪 *Hosta plantaginea* Lam. 的干燥花。别名：内消花、白鹤花、白鹤仙、白萼、玉泡花、银净花。

【化学及营养成分】主要含甾体皂苷、黄酮、生物碱、香豆素、糖类、挥发油、鞣质、醌类等成分。

【药理作用】具有抗肿瘤、镇痛等作用。

【性味与归经】苦、甘，凉。归肺、膀胱经。

【功能与主治】清热解毒，利水，通经。用于咽喉肿痛，疮痈肿痛，小便不利，经闭。

【花季】7～8月。

【注意事项】不可过服、久服。

1 美女簪花粥

【来源】《有益健康的家养花草》。

【组成】玉簪花 10g，红花 5g，糯米 100g，红糖适量。

【制法】将玉簪花、红花洗净，煎浓汁去渣，与糯米加水同煮至熟，再加入适量红糖即可。

【保健功能】活血行瘀。

【临床应用】适用于痛经，月经后期。

【用法】温服。

2 玉簪梅花粥

【来源】《花卉养生》。

【组成】玉簪花、梅花各适量，粳米 60g。

【制法】将粳米煮粥至将熟，加入玉簪花、梅花。

【保健功能】消肿止痛。

【临床应用】适用于牙痛，慢性咽炎。

【用法】温服。

3 玉簪红糖饮

【来源】《家庭养生花卉现学现用》。

【组成】玉簪花 20g，红糖 25g，生姜 3g。

【制法】取玉簪花、生姜水煎取汁，加入红糖即得。

【保健功能】活血养血，行气止痛。

【临床应用】适用于痛经。

【用法】代茶饮。

七十九、地涌金莲

【来源】本品为芭蕉科地涌金莲属植物地涌金莲 *Musella lasiocarpa* Franch. 的花。别名：地金莲、地涌莲。

【化学及营养成分】主要含正二十四烷、β- 谷甾醇、硬脂酸、2，4- 二羟基苯甲酸、豆甾烷 -7、22- 二烯 -3β- 氧 - 葡萄糖苷等成分。

【药理作用】具有抑菌、抗氧化等作用。

【性味与归经】苦、涩，寒。归大肠经。

【功能与主治】止带，止血。用于白带，崩漏，便血。

【花季】7 ～ 10 月。

【注意事项】无。

1 地涌金莲茶

【来源】《美容养颜花卉饮品家庭制作》。

【组成】地涌金莲花 15g。

【制法】将地涌金莲花洗净，放入杯中，冲入沸水，加盖焖 10 分钟。

【保健功能】涩肠，止血，固脱。

【临床应用】适用于脱肛，便血，赤白带下。

【用法】代茶饮。

2　地涌金莲肉丸汤

【来源】《大理百种健康食用花卉》。

【组成】鲜地涌金莲花 2 朵，猪肉末 50g，葱、姜丝、食盐、味精、植物油各适量。

【制法】将地涌金莲花瓣洗净拨开，留下最里面嫩白的部分。猪肉末中加入少量食盐、姜丝和葱，搅拌均匀，搓成肉丸。锅内放油烧热，加入地涌金莲和适量清水，煮沸，将肉丸放入锅中煮熟，再加味精及食盐少许即得。

【保健功能】止带，止血。

【临床应用】适用于崩漏、带下过多。

【用法】佐餐食用。

八十、苦瓜花

【来源】本品为葫芦科植物苦瓜 *Momordica charantia* L. 的花。别名：癞瓜花、凉瓜花、癞葡萄花、锦荔枝花、红姑娘花、红羊花。

【化学及营养成分】主要含苦瓜皂苷元 F1、5,25- 豆甾二烯醇、苦瓜皂苷元 I 、苦瓜苷、β- 谷甾醇、苦瓜素、葡糖糖苷等成分。

【药理作用】具有抗病毒、抗肿瘤、降糖、降脂、提高免疫力、解热等作用。

【性味与归经】苦，寒。归胃、大肠经。

【功能与主治】清热解毒，和胃。用于痢疾，胃气痛。

【花季】5～10月。

【注意事项】脾胃虚寒、大便溏泻者慎用。

1 苦瓜花茶

【来源】《中华养生药膳大典》。

【组成】苦瓜花12g，六一散9g。

【制法】将上述药味放入杯中，冲入沸水，加盖焖10分钟。

【保健功能】解毒，利湿。

【临床应用】适用于痢疾，以白痢尤宜。

【用法】代茶饮。

2 苦瓜花蜂蜜饮

【来源】《花花·食界》。

【组成】鲜苦瓜花10g，蜂蜜适量。

【制法】将鲜苦瓜花洗净、切碎、捣烂，加入适量蜂蜜，拌匀饮服。

【保健功能】清热利湿。

【临床应用】适用于肠炎，痢疾。

【用法】代茶饮。

3 苦瓜花粥

【来源】《家庭养生花卉现学现用》。

【组成】苦瓜花 5g，粳米 50g。

【制法】将苦瓜花洗净，切成细末，粳米淘净，煮粥，食用时放入苦瓜花细末。

【保健功能】和胃止痛。

【临床应用】适用于胃痛。

【用法】温服。

八十一、海菜花

【来源】本品为水鳖科水车前属植物海菜花 *Ottelia acuminata* Gagnep. 的全草。别名：水白菜、海花菜、水青菜。

【化学及营养成分】主要含蛋白质、氨基酸、多糖、粗纤维及微量元素等成分。

【药理作用】具有增强免疫力、降脂、降压、改善便秘、防癌等作用。

【性味与归经】甘，平。归肺经。

【功能与主治】清热止咳，利水消肿。用于肺热咳嗽，淋证，小便不利，水肿。

【花季】5～7月。

【注意事项】脾胃虚寒者少食。

1 海菜花火腿汤

【来源】《大理百种健康食用花卉》。

【组成】海菜花500g，火腿丁100g，精盐、黄酒、味精、淀粉、醋各适量。

【制法】海菜花洗净切丁，火腿切丁；海菜花、火腿下油锅炒半熟时，加入黄酒、味精、盐和淀粉，加入食醋，烩焖片刻后出锅即可。

【保健功能】清热利尿。

【临床应用】适用于泌尿系感染。

【用法】佐餐食用。

2 海菜豆米芋头汤

【来源】《大理百种健康食用花卉》。

【组成】海菜花500g，芋头100g，蚕豆米50g，五花肉100g，花椒、精盐各适量。

【制法】海菜花切段，焯水去腥，冷水冲凉备用；芋头煮熟，蚕豆米发好剥皮待用；五花肉切片煸炒出油，倒入蚕豆米、芋头，加入花椒、盐翻炒片刻，加水煮熟，倒入海菜花煮熟即可。

【保健功能】清热解毒，消肿利水。

【临床应用】适用于高血压、高脂血症等心血管疾病的辅助治疗。

【用法】佐餐食用。

3 海菜花腊猪骨汤

【来源】《大理百种健康食用花卉》。

【组成】海菜花 500g，腊猪骨 500g，蚕豆米 100g，调味料各适量。

【制法】将腊猪骨洗净焯水，下入锅中熬汤；熬汤过程中放入洗净的蚕豆米煮化，再装入洗净的海菜花，煮熟即可。

【保健功能】补虚止咳。

【临床应用】适用于久咳不愈。

【用法】佐餐食用。

八十二、秋海棠花

【来源】本品为秋海棠科秋海棠属植物秋海棠 *Begonia evansiana* Andr. 的花。

【化学及营养成分】主要含草酸、甾醇、香树素、葡萄糖苷等成分。

【药理作用】具有抗炎等作用。

【性味与归经】辛、苦，寒。归心、肝经。

【功能与主治】活血化瘀，清热消肿，调经止带，疗癣杀虫。用于外伤瘀血，咽喉肿痛，咯血吐血，月经不调，崩漏带下，痈疔肿毒，皮癣。

【花季】7～10月。

【注意事项】脾胃虚寒、大便溏泻者慎用。

1 秋海棠花茶

【来源】《花卉养生饮食》。

【组成】秋海棠花10g。

【制法】将秋海棠花洗净，放入杯中，冲入沸水，加盖焖10分钟。

【保健功能】活血调经。

【临床应用】适用于月经经色暗，伴有血块、腹痛。

【用法】代茶饮。

2 秋海棠栗子粥

【来源】《中国花膳与花疗》。

【组成】秋海棠花50g，粳米160g，栗子肉100g，冰糖30g。

【制法】将秋海棠花洗净去杂，放入锅中，加清水适量，水煎取汁，加粳米煮粥，待熟时调入适量白糖调味，再煮片刻即可。

【保健功能】补肾健脾，活血化瘀。

【临床应用】适用于哮喘，气短，心慌，耳鸣，腰膝酸软等。也可用于跌打损伤。

【用法】温服。

3 秋海棠猪肺汤

【来源】《中国花膳与花疗》。

【组成】秋海棠花 9g，桔梗 6g，猪肺 60g。

【制法】将秋海棠花、桔梗、猪肺分别洗净，加水适量，大火煮沸后改用文火熬 20 分钟，取其汁饮用。

【保健功能】活血理气，止血生肌。

【临床应用】适用于胸闷气短，吐血。

【用法】喝汤。

4 秋海棠蒸鳕鱼

【来源】《中国花膳与花疗》。

【组成】秋海棠花 10 朵，鳕鱼 1 条，盐、姜丝、料酒适量。

【制法】将秋海棠花扯瓣，放入淡盐水中洗净；鳕鱼洗净切片、装盘，撒上盐、姜丝、料酒各适量及海棠花瓣，置蒸锅中，大火烧开后，转中火蒸约 10 分钟即可。

【保健功能】活血化瘀，止血生肌。

【临床应用】适用于外伤瘀血。

【用法】佐餐食用。

八十三、美人蕉花

【来源】本品为美人蕉科美人蕉属植物美人蕉 *Canna indica* L. 的花。

【化学及营养成分】主要含糖类、黏液质、有机酸等成分。

【药理作用】具有止血等作用。

【性味与归经】甘、淡，凉。归肝经。

【功能与主治】凉血止血。用于吐血，衄血，外伤出血。

【花季】5～10月。

【注意事项】无。

1 鸡冠美人蕉花茶

【来源】《图解花养女人》。

【组成】红鸡冠花、美人蕉花各15g。

【制法】将上述药味洗净，加水适量，大火煮沸后，改用文火熬20分钟，取其汁饮用。

【保健功能】收敛止血。

【临床应用】适用于崩漏。

【用法】以糖调服。

2 美人蕉炒肉丝

【来源】《花卉药膳与便方》。

【组成】美人蕉花 10 朵，猪瘦肉 200g，香菇 60g，精盐、黄酒、味精、淀粉各适量。

【制法】将美人蕉花、猪瘦肉分别洗净，香菇泡发、洗净，切成丝备用。猪肉丝用精盐、黄酒、味精、淀粉调匀，猪肉丝、香菇丝入油锅内炒熟，快熟时加入美人蕉花，翻炒片刻即可。

【保健功能】清热，安神，降压。

【临床应用】适用于高血压，烦躁不安。

【用法】佐餐食用。

3 美人蕉白茅根汤

【来源】《中国花膳与花疗》。

【组成】美人蕉花 6g，白茅根 30g，冰糖适量。

【制法】将美人蕉花、白茅根洗净，加水、冰糖适量，煎煮 10 ～ 15 分钟取其汁饮用。

【保健功能】凉血止血。

【临床应用】适用于血热证引起的吐血、鼻出血等。

【用法】每日 1 剂。

八十四、蜀葵花

【来源】本品为锦葵科蜀葵属植物蜀葵 *Althaea rosea* L. 的花。别名：侧金盏、棋盘花、蜀其花、水芙蓉、栽秧花、公鸡花、擀杖花、单片花、粑粑花。

【化学及营养成分】主要含黄酮类、多酚类、多糖、有机酸、挥发油等成分。

【药理作用】具有镇痛、抗炎、抑制动脉血栓形成等作用。

【性味与归经】甘，寒。归肺、大肠、膀胱经。

【功能与主治】和血润燥，通利二便。用于痢疾，吐血，血崩，带下，二便不通，疟疾，小儿风疹。

【花季】3 ～ 8 月。

【注意事项】孕妇忌用。

1 蜀葵花粥

【来源】《现代家庭药膳》。

【组成】鲜蜀葵花瓣 30g，粳米 100g，冰糖适量。

【制法】将鲜蜀葵花瓣洗净、切碎；粳米淘净，加水煮粥；当粥快成时，加入蜀葵花瓣和冰糖即可。

【保健功能】和血调经，通利二便。

【临床应用】适用于月经不调，水肿，大小便不通，尿路结石，百日咳，疟疾，赤白带下等。

【用法】温服。

2 蜀葵花鸡肉卷

【来源】《百花食谱》。

【组成】鲜蜀葵花瓣 20 张，鸡胸肉 100 g，香菇 20 g，青豆 30g，鸡蛋清 1 个，面粉、黄酒、胡椒粉、盐、番茄酱适量。

【制法】鲜蜀葵花瓣洗净，在沸水中焯后、挤干水分待用；香菇水发后和鸡肉、青豆共剁成茸，加入黄酒、盐和胡椒粉；面粉加水调成糊状；把鸡肉、香菇、青豆等剁成的茸包于蜀葵花瓣内做成卷状，蘸少量鸡蛋清封口；然后在面粉糊中滚一下，放入油锅中炸至金黄色，捞出盛盘，最后浇上番茄酱即可。

【保健功能】清热解毒，补脾益气。

【临床应用】适用于免疫力低下。

【用法】佐餐食用。

3 蜀葵花茶

【来源】《花卉养生饮食》。

【组成】蜀葵花 15g，益母草 30g，枸杞 5g。

【制法】将上述药味洗净，加水适量，大火煮沸后，改用文火熬 20 分钟，取其汁饮用。

【保健功能】通肠润燥。

【临床应用】适用于二便不通。

【用法】代茶饮。

4 蜀葵花鲫鱼汤

【来源】《百花食谱》。

【组成】鲤鱼1条，鲜蜀葵花瓣20g，葱白、姜丝、黄酒、胡椒粉、盐、味精适量。

【制法】鲤鱼去鳞、鳃和内脏，洗净；蜀葵花瓣洗净、控干，放入盘中；鲤鱼在五成热的油中炸成金黄色取出；把葱白和姜丝在锅里煸出香气，再把鲤鱼放入，加蜀葵花瓣、水、黄酒共煮，再以盐、味精和胡椒粉调味。

【保健功能】健脾利水。

【临床应用】适用于水肿。

【用法】佐餐食用。

八十五、素馨花

【来源】本品为木犀科茉莉属植物素馨花 *Jasminum grandiflorum* Franch. 的花蕾。别名：素英、野悉蜜、玉芙蓉、素馨针。

【化学及营养成分】主要含芳樟醇、乙酸苯甲酯、顺式－茉莉酮、吲哚、素馨内酯、茉莉酮酸甲酯等成分。

【药理作用】具有抑菌、镇痛、护肝、调整胃肠功能等作用。

【性味与归经】苦，平。归肝经。

【功能与主治】疏肝解郁，行气止痛。用于肝炎，肝区疼痛，胸胁不舒，心胃气痛，痢疾腹痛。

【花季】8～10月。

【注意事项】寒凝气滞者及孕妇慎用。

1 素馨花瘦肉汤

【来源】《中医药膳手册》。

【组成】素馨花 10g，猪瘦肉 100g，精盐适量。

【制法】猪瘦肉洗净、切块，素馨花洗净。猪瘦肉放入锅中，加清水适量，大火煮沸后，文火煮 1 小时，然后下素馨花，略煮 10 分钟，加入精盐调味即可。

【保健功能】疏肝利胆。

【临床应用】适用于慢性胆囊炎，胆石症，症见胁胀不适、喜叹息、右上腹疼痛。

【用法】佐餐食用。

2 素馨花山楂汤

【来源】《家庭养生花卉现学现用》。

【组成】素馨花 10g，山楂片 6g。

【制法】将素馨花、山楂片混合，放入杯中，冲入沸水，加盖焖 10 分钟。

【保健功能】清热解毒，破气行瘀，散结止痛。

【临床应用】适用于泻痢腹痛，胃肠胀痛。

【用法】代茶饮。

3 素馨花解郁汤

【来源】《药用花卉》。

【组成】素馨花9g，川厚朴花9g，柴胡10g，赤芍10g，金钱草30g，鸡内金6g，滑石30g。

【制法】将上述药味洗净，加水适量，大火煮沸后改用文火熬20分钟，取其汁饮用。

【保健功能】行气通淋，利水消石。

【临床应用】适用于肾结石气滞证，症见腰痛或小腹痛、神疲乏力、血尿等。

【用法】每日1剂。

4 素馨花蒸鲫鱼

【来源】《中医药膳手册》。

【组成】鲫鱼2条，素馨花6g。

【制法】鲫鱼去鳞、内脏，混入素馨花，加葱、油、盐调味，隔水蒸熟。

【保健功能】疏肝理气，通淋止痛。

【临床应用】常用于肝气郁滞之淋证，症见小便涩、滞、频、急、小腹满痛等，也可用于阳痿的辅助治疗。

【用法】吃鱼喝汤。

八十六、夏枯草

【来源】本品为唇形科夏枯草属植物夏枯草 *Prunella vulgaris* L. 的果穗。别名：九重楼、铁色草、大头花等。

【化学及营养成分】主要含芸香苷及咖啡酸、生物碱和水溶性盐类等成分。

【药理作用】具有降压、降糖、抗病原微生物、抗炎、抑制免疫功能、抗心肌梗死、抗凝等作用。

【性味与归经】辛、苦，寒。归肝、胆经。

【功能与主治】清热泻火，明目，散结消肿。用于目赤肿痛，目珠夜痛，头痛眩晕，瘰疬，瘿瘤，乳痈，乳癖，乳房胀痛。

【花季】5 ～ 6 月。

【注意事项】脾胃虚弱者慎用。

1 夏枯草花茶

【来源】《药用花卉》。

【组成】夏枯草花 15g，菊花 10g，合欢花 10g。

【制法】将上述药味洗净，加水适量，大火煮沸后，改用文火熬 20 分钟，取其汁饮用。

【保健功能】平肝潜阳，止痛。

【临床应用】适用于高血压肝阳上亢证，症见眩晕、头胀头痛、耳鸣、易怒、失眠多梦、面红目赤、口苦、便秘尿赤等。

【用法】代茶饮。

2 夏枯草露

【来源】《中药大辞典》。

【组成】夏枯草若干。

【制法】夏枯草全草蒸馏即得的芳香水。

【保健功能】清肝火，解内热，散结气。

【临床应用】适用于因肝郁化火而引起的瘰疬、痰核、乳痈、乳岩、目痛。

【用法】每次 30 ～ 60g，顿温内服。

3 夏枯草月季花蜜膏

【来源】《家庭养生花卉现学现用》。

【组成】夏枯草 300g，月季花 30g，蜂蜜 500g。

【制法】将夏枯草，月季花放入锅中加水浸泡 2 小时，再以文火煎汤，每 20 分钟取煎液一次，加水再煎，共取煎液 3 次，合并煎液，以文火煎熬浓缩至黏稠时，调入蜂蜜，再煮一沸停火，候冷装瓶备用。

【保健功能】清肝火，散郁结，消瘿瘤。

【临床应用】适用于颈部淋巴结结核初期。

【用法】每取 1 汤匙，以开水冲服，每日 3 次。

4 夏枯草肉汤

【来源】《花卉养生饮食》。

【组成】夏枯草花 30g，猪瘦肉 100g，葱段、姜片、盐、黄酒、白砂糖、味精、食用油各适量。

【制法】将夏枯草洗净切碎，放入锅中，用文火熬炖取汁；将猪瘦肉洗净，切成肉丝。锅中放食用油，待油烧制六成熟时，下肉丝滑炒，放入黄酒、白砂糖、葱、姜、盐，炒至七成熟时，倒入夏枯草汁和适量清水。最后，用大火煮沸，再改用文火煮至肉丝熟烂，调入味精、盐调味即可。

【保健功能】滋阴润燥，平肝降压，清火散结。

【临床应用】适用于头晕目眩，肺结核，高血压。

【用法】吃肉喝汤。

5 夏枯草炖鲫鱼

【来源】《花膳与花疗》。

【组成】夏枯草 30g，鲫鱼 1 ～ 2 条，葱段、姜片、盐、味精、猪油各适量。

【制法】将鲫鱼去杂洗净，猪油入锅熔化，将鲫鱼煎至两面金黄，在锅中加入清水，再放入适量葱段、姜片；将夏枯草洗净，放入锅中。最后，用大火煮沸，再改用文火至鱼肉熟烂，调入味精、盐即可。

【保健功能】清肝火，散郁结。

【临床应用】适用于甲状腺肿瘤伴有甲状腺肿大者。

【用法】吃肉喝汤。

八十七、迎春花

【来源】本品为木犀科茉莉属植物迎春花 *Jasminum nudiflorum* Lindl. 的花。别名：金腰带、清明花、金梅花。

【化学及营养成分】主要含黄酮、挥发油、萜类、脂肪酸、天然色素、多糖、微量元素等成分。

【药理作用】具有增强免疫、抗心律失常、镇痛、镇静、抗菌、抗氧化等作用。

【性味与归经】苦、微辛，平。归肾、膀胱经。

【功能与主治】清热解毒，活血消肿。用于发热头痛，咽喉肿痛，小便热痛，恶疮肿毒，跌打损伤。

【花季】3～4月。

【注意事项】无。

1 迎春花粥

【来源】《中国药膳大典》。

【组成】迎春花15g，粳米50g，冰糖适量。

【制法】将迎春花洗净去杂，放入锅中，加清水适量，水煎取汁，加粳米煮粥，待熟时调入适量冰糖调味，再煮片刻，加入适量冰糖调味即可。

【保健功能】清热，解毒，利尿。

【临床应用】适用于发热，头痛，小便赤涩，跌打损伤，无名肿痛等。

【用法】温服。

2 迎春花白茅花茶

【来源】《家庭养生花卉现学现用》。

【组成】迎春花 15g，白茅花 10g。

【制法】将上述药味洗净，放入杯中，冲入沸水，加盖焖 10 分钟。

【保健功能】清热利尿，止血。

【临床应用】适用于尿路感染，尿血。

【用法】代茶饮。

3 迎春花酒

【来源】《本草纲目》。

【组成】迎春花 25g，白酒少许。

【制法】迎春花洗净，焙干，研细末。白酒调服。

【保健功能】解热发汗。

【临床应用】适用于恶疮肿毒。

【用法】以酒调服。

八十八、芋头花

【来源】本品为天南星科芋属植物芋 *Colocasia esculenta* L. 的花序。别名：芋苗花。

【化学及营养成分】主要含多糖、皂角苷类生物碱、蛋白质、胡萝卜素、烟酸等成分。

【药理作用】具有润肠通便、降压、洁齿防龋、增强免疫功能、防癌等作用。

【性味与归经】辛，平。归胃、大肠经。

【功能与主治】理气止痛，散瘀止血。用于气滞胃痛，噎膈，吐血，子宫脱垂，小儿脱肛，内外痔，鹤膝风。

【花季】7～11月。

【注意事项】无炎症及出血者忌用。

1 芋头花炖腊肉

【来源】《中华养生药膳大典》。

【组成】芋头花15g，腊肉适量。

【制法】将芋头花取下花蕊，撕下外皮；将腊肉洗净去杂，焯水沥干后放入锅中，加清水烧开，开大火煮熟，放入洗净去杂的芋头花，再煮片刻即可。

【保健功能】消肿止血。

【临床应用】适用于子宫脱垂，小儿脱肛，痔核脱出。

【用法】佐餐食用。

2 芋头花茄子

【来源】《家庭药膳保健全典》。

【组成】芋头花 6 根，茄子 1 个，肉末 50g，小米辣、生姜、大蒜、黄豆酱、淀粉、食盐、味精等调味料适量。

【制法】将芋头花取下花蕊，撕下外皮，用手掰成 4 厘米左右的小段，用水浸泡后滤干水分；茄子也切成同样大小，放入盐水中浸泡后沥干水分备用；小米辣、蒜、姜切成小粒；炒锅倒入比平时多一点的油炒茄子，炒出水分，茄子变软时，放入芋头花继续翻炒，煸炒至熟软后，盛出备用；肉末放入生抽、淀粉腌制一下，炒锅里加入少许油炒香肉末，放入蒜、小米辣、姜末继续煸香，再放入香辣酱、黄豆酱翻炒，倒入炒好的茄子和芋头花，翻炒均匀，放入食盐、味精调味即可。

【保健功能】止痛，止血。

【临床应用】适用于胃痛，吐血。

【用法】佐餐食用。

3 酱爆芋头花

【来源】《中国药膳大辞典》。

【组成】芋头花 200g，姜、香辣酱、豆瓣酱、食用油、白糖等调味料适量。

【制法】芋头花去除花蕊部分，手指轻轻提起花秆外皮，顺势往下边提边撕，将所有外皮去除，芋头花和花秆切段，姜切片备用；热油锅里放入姜片、芋头花煸炒至芋头花秆变软，水分稍干一些；加入香辣酱、豆瓣酱和少量白糖，翻炒均匀，盛出装盘，放入蒸锅中大火蒸 15 分钟左右即可。

【保健功能】理气和胃。

【临床应用】适用于噎膈，消化不良，胃痛等。

【用法】佐餐食用。

八十九、泽兰

【来源】本品为唇形科植物地瓜儿苗 *Lycopus lucidus* Turcz. var. hirtus Regel 的茎叶。别名：地瓜苗、地笋、甘露子、方梗泽兰。

【化学及营养成分】主要含黄酮、挥发油、多糖、酚类等成分。

【药理作用】具有改善微循环、强心、促进胃肠平滑肌蠕动等作用。

【性味与归经】苦、辛，微温。归肝、脾经。

【功能与主治】活血调经，祛瘀消痈，利水消肿。用于月经不调，经闭，痛经，产后瘀血腹痛，疮痈肿毒，水肿，腹水。

【花季】7～9月。

【注意事项】无血瘀或血虚者慎用；孕妇忌用。

1 泽兰花茶

【来源】《中国花膳与花疗》。

【组成】干泽兰花10g，绿茶1g。

【制法】将干泽兰花、绿茶放入杯中，冲入沸水，加盖焖10分钟。

【保健功能】活血调经。

【临床应用】适用于月经不调，痛经。

【用法】代茶饮。

2 泽兰花鸡汤

【来源】《保健花膳》。

【组成】泽兰花50g，鸡1只，竹笋50g，口蘑50g，鸡蛋1只，葱、姜、精盐各少许。

【制法】泽兰花去梗和萼，除杂质，洗净；鸡掏尽内脏，洗净；竹笋去壳洗净，切成3毫米粗、3厘米长的细丝。鸡蛋去黄留清；口蘑用开水泡20分钟，洗净，切成3毫米粗、3厘米长的细丝；鸡放入锅内，加清水，用小火炖至汤剩一半时，将鸡捞出，放入鸡蛋清，搅匀；取煮过的鸡胸脯肉100g，切成3毫米粗、3厘米长的细丝；锅洗净，倒入鸡汤，烧开后，放入适量精盐，依次放入鸡胸脯肉丝、竹笋丝、葱丝、姜丝，煮10分钟，撒入泽兰花，即成。

【保健功能】补血通经，活血化瘀。

【临床应用】适用于月经不调，闭经。

【用法】吃肉喝汤。

3 泽兰花鸡蛋

【来源】《中国花膳与花疗》。

【组成】泽兰花40朵，猴头菇（干）200g，豆苗、鸡汤各500g，鸡蛋4枚，精盐、胡椒、味精等。

【制法】将猴头菇用清水泡发4～6小时，泽兰花、豆苗洗净加入鸡汤大火烧开，再文火煨10分钟左右，然后关火，待锅里的水不再沸腾，锅底没有水泡涌出，或者只有特别小的水泡涌出。将鸡蛋打到锅里面。鸡蛋入锅后，加适量精盐、胡椒、味精，开小火将鸡蛋煮熟即可。

【保健功能】活血调经，健脾和胃。

【临床应用】适用于月经不调，消化不良。

【用法】佐餐食用。

九十、紫藤花

【来源】本品为豆科紫藤属植物紫藤花 *Wisteria sinensis* Sweet.的干燥头状花序。别名：招豆藤、朱藤、藤花菜、小黄藤、紫金藤、轿藤、豆藤、藤萝、黄纤藤。

【化学及营养成分】主要含黄酮、挥发油、生物碱、多糖、尿囊素、尿囊酸、廿七烷、22，23-二氮豆甾醇等成分。

【药理作用】具有抑菌等作用。

【性味与归经】甘、苦，温。归肾经。

【功能与主治】止痛，杀虫。用于腹痛，蛲虫病。

【花季】4～5月。

【注意事项】用量不宜过大，不宜久服。

1 紫藤花粥

【来源】《现代家庭药膳》。

【组成】紫藤花25g，粳米100g，荸荠100g，蜂蜜适量。

【制法】紫藤花洗净；荸荠去皮洗净，切成米粒状；把淘净的粳米放入锅内，加清水、紫藤花、荸荠，用武火烧开，转文火煮，待粥快好时调入蜂蜜拌匀即可。

【保健功能】利水消肿，散风止痛。

【临床应用】适用于腹水浮肿，小便不利，痛风，关节炎，筋骨疼痛，屈伸不利等。

【用法】温服。

2 藤萝馅饼

【来源】《百花食谱》。

【组成】鲜紫藤花300g，面粉500g，猪肉、虾仁各100g，青豆、竹笋、水发香菇各50g，黄酒、盐、味精、胡椒粉、食用油各适量。

【制法】鲜紫藤花去蒂和蕊，洗净，在开水中焯后捞出，挤干水分，切碎；猪肉、虾仁、青豆、竹笋和香菇剁茸，与藤花搅合，加黄酒、盐、味精、胡椒粉调味做馅，面粉和水做皮，包成馅饼状；在平底锅中放入少量油，把馅饼平铺于锅底，略煎，再置入少量水，盖上锅盖煎；待馅饼一边煎成金黄色时再翻身煎另一边，煎熟即可。

【保健功能】健脾开胃。

【临床应用】适用于食欲不佳。

【用法】当辅食。

3 紫藤花炖蹄筋

【来源】《食疗花卉》。

【组成】鲜紫藤花10朵，猪蹄筋30条，独蒜、莴笋各250g，葱、姜、料酒、胡椒粉、精盐、味精、淀粉、鸡油各适量。

【制法】鲜紫藤花去蒂和蕊，洗净、切碎；猪蹄筋入沸水焯透、洗净、入汤内煮烂熟；独蒜、莴笋去皮、切块；葱、姜洗净切碎；于热油锅中将独蒜、莴笋分别炒一遍，而蒜放碗内入笼内蒸烂；在热油锅内将葱、姜煸香后，加入鲜汤煮沸，捞出葱、姜渣，放入猪蹄筋、紫藤花、莴笋、料酒、胡椒粉、蒜、味精，用中火炖入味，收浓汁，用漏勺捞入盘中，锅内汁水经湿淀粉勾芡，加入鸡油少许后淋再蹄筋上，即可。

【保健功能】补血，解毒，杀虫。

【临床应用】适用于钩虫病，蛲虫病，疮毒。

【用法】佐餐食用。

4 紫藤花膏

【来源】《家庭养生花卉现学现用》。

【组成】紫藤花适量，白糖适量。

【制法】将紫藤花洗净去杂，加清水煎成浓汁，去渣，加白糖熬成膏。

【保健功能】利水消肿。

【临床应用】适用于水肿。

【用法】每次1食匙，早、晚各一次温开水冲服。

九十一、紫薇花

【来源】本品为千屈菜科紫薇属植物紫薇 *Lagerstroemia indica* L. 的花。别名：鹭鸶花、五里香、红薇花、百日红、佛相花、紫梢、痒痒花、宝幡花、五爪金龙。

【化学及营养成分】主要含紫薇碱、印车前明碱、又氢轮叶十齿草碱、十齿草明碱、十齿草吹碱、十齿草碱、矮牵牛素-3-阿拉伯糖苷、锦葵花素-3-阿拉伯糖苷等花色苷成分。

【药理作用】具有抗氧化、抗真菌、降糖等作用。

【性味与归经】酸、苦，寒。归心、肝经。

【功能与主治】清热解毒，凉血止血。用于疮疖痈疽，小儿胎毒，疥癣，崩漏，带下，肺痨咳血，小儿惊风。

【花季】6～9月。

【注意事项】孕妇忌用。

1 紫薇花汤

【来源】《中国花膳与花疗》。

【组成】干紫薇花3～9g。

【制法】干紫薇花洗净去杂，放入锅中，加清水适量，水煎取汁即可。

【保健功能】清热凉血。

【临床应用】适用于高热引起的小儿惊风。

【用法】每日1剂，分早晚服用。

2 紫薇花酒酿

【来源】《中国花膳与花疗》。

【组成】紫薇花30g，米酒适量。

【制法】紫薇花洗净去杂，紫薇花、米酒入锅中，加清水适量，煮沸片刻，即可。

【保健功能】清热解毒，凉血。

【临床应用】适用于风疹。

【用法】每日1剂，分早晚服用。

3 紫薇花牡蛎火腿汤

【来源】《叶同仁药膳本草经》。

【组成】紫薇花10朵，牡蛎肉一斤，火腿200g，冬菇、玉兰片各10g，姜、料酒、酱油、盐、味精、胡椒粉、鸡汤适量。

【制法】将紫薇花洗净去杂、去萼后切丝；牡蛎肉择洗干净，沥干水分后切碎；把火腿、玉兰片、冬菇洗净，切成片；牡蛎肉、冬菇、玉兰片分别用开水焯一下；把锅烧热放入鸡汤、姜片、料酒、酱油、盐煮沸，下火腿、冬菇、玉兰片、牡蛎肉，烧开3～5分钟，再下紫薇花丝和味精，调好口味后撒入胡椒粉即可。

【保健功能】滋阴养血，止血。

【临床应用】适用于虚损，烦热，产后血崩，疮毒，失眠，心悸，健忘等。

【用法】佐餐食用。

4 紫薇花菜心肉圆

【来源】《家庭饮食与疾病防治大全》。

【组成】紫薇花2朵，腿肉200g，猪油75g，青菜心250g，酱油40g，白糖6g，盐3g，酒15g。

【制法】紫薇花去梗、萼杂质洗净，浸泡盐冷开水内，腿肉洗净、切碎，放入碗内，加盐、酒拌和，做成桂圆大小的小肉圆。然后将锅烧热，放入猪油，油至七成热时，将肉圆陆续放入油锅内煎至黄色。随即加酱油、酒、糖、水，把肉烧至八成熟；取一朵紫薇剖开，切成条状丝，另一朵花小个待用。洗好的青菜心剖开，切成5厘米的小段，另取油锅将菜心煸透，倒入肉圆锅内再烧，直烧到肉圆、青菜都熟，下入紫微花丝，翻炒几下，出锅装入大碗内，将备用小朵紫薇花放入碗内，浮在碗面即成。

【保健功能】滋阴润燥，清热止血。

【临床应用】适用于热病伤阴证，症见虚损羸瘦、咯血、崩漏等。

【用法】佐餐食用。

九十二、郁金香花

【来源】本品为百合科植物郁金香 *Tulipa gesneriana* L. 的花。别名：郁香、红蓝花、紫述香。

【化学及营养成分】主要含正二十七烷、异二十七烷及黄酮类、矢车菊双苷、水杨酸、精氨酸等成分。

【药理作用】具有抑菌、保护微血管等作用。

【性味与归经】苦、辛，平。归肺经。

【功能与主治】化湿辟秽。用于脾胃湿浊，胸脘满闷，呕逆腹痛，口臭苔腻。

【花季】4～5月。

【注意事项】头昏眼花、失眠多梦、腰膝酸软等属阴血亏虚者慎用；孕妇及儿童慎用。

1 郁金香花鸭肝羹

【来源】《食花·花疗宝典》。

【组成】郁金香花 5 朵，鲜鸭肝 400g，鸡蛋 1 个，精盐、料酒、白胡椒粉、味精、葱、姜各适量。

【制法】将郁金香花洗净，沥干，切成米粒状，把鸡蛋分离蛋清，置于碗中待用；葱、姜切片，泡入凉清汤内，将洗净鸭肝除去苦胆，用刀背砸成细茸，置于碗内，用浸泡姜葱的凉水泡开。再用筛对鸭肝过滤去渣，放入一半的郁金花，再加入精盐、蛋清、湿淀粉搅拌均匀，盛入碗内，上笼用中火蒸熟，取出。炒锅放入清水烧沸，加入精盐、白胡椒粉和味精，撇出浮沫，淋上料酒，撒上剩下的郁金香花，再轻轻倒入鸭羹内。

【保健功能】补气血，益肝肾。

【临床应用】适用于气血不足所致的头昏眼花、乏力、面色萎黄等症。

【用法】佐餐食用。

2 郁金香花汆瘦肉丸子

【来源】《食花·花疗宝典》。

【组成】郁金香花 5 朵，猪瘦肉 400g，鸡蛋 1 个，葱姜、葱姜水、猪油，味精、料酒、精盐、白胡椒面、湿淀粉、鸡汤、清汤各适量。

【制法】将郁金香花洗净，沥干，切成米粒状，葱姜洗净，用刀拍松软，泡入鸡汤里。将鸡蛋打入碗内，去黄留清；将猪瘦肉洗净去筋，用刀背砸成细泥，置盆内，然后用鸡汤、葱姜水成糊，再加入 1/2 的郁金香花、精盐、味精、料酒、猪油、鸡蛋清、湿淀粉，用筷子顺一个方向用力搅拌均匀成馅；洗净炒锅，放入清水，将肉馅挤成丸子放凉水锅内，再将锅移到火上烧开氽熟，撇去浮沫，离火；另取一锅放入清汤，烧沸后加少许精盐、味精、白胡椒面，撇去浮沫。将氽好的丸子捞入此锅内，淋入香油，撒上郁金香花，盛入大汤碗内即成。

【保健功能】滋阴补虚，润燥生津。

【临床应用】适用于热病津伤证，症见乏力、羸瘦、口干、燥咳、便秘等。

【用法】佐餐食用。

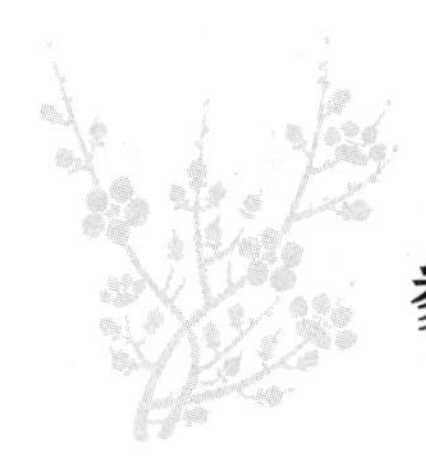

参考文献

[1]南京中医药大学. 中药大辞典[M]. 上海: 上海科学技术出版社, 2006.

[2]国家中医药管理局编委会. 中华本草（第二册）[M]. 上海: 上海科学技术出版社, 1999.

[3]国家药典委员会, 中国药典（一部）[M]. 北京: 中国医药科技出版社, 2015.

[4]中国科学院中国植物志编辑委员会. 中国植物志[M]. 北京: 科学出版社, 1993.

[5]孙月庆, 张仁庆. 花卉养生饮食[M]. 北京: 中国社会出版社, 2008.

[6]张文高. 中国药膳[M]. 上海: 上海中医学院出版社, 1990.

[7]王者悦. 中国药膳大辞典[M]. 大连: 大连出版社, 1992.

[8]刘亭. 食花・花疗宝典[M]. 广州: 南方日报出版社, 2002.

[9]王守国. 食疗花卉[M]. 郑州: 河南科学技术出版社, 2004.

[10]马文飞. 食物疗法[M]. 郑州: 河南人民出版社, 1979.

[11]卢长庆. 现代家庭药膳[M]. 北京: 新华出版社, 1998.

[12]李永来. 中华食疗[M]. 哈尔滨: 黑龙江科学技术出版社, 2012.

[13]俞小平. 中国花卉保健食谱[M]. 北京: 科学技术文献出版社, 2001.

[14]冰点. 家庭食疗饮食经[M]. 北京: 中医古籍出版社, 2003.

[15]马汴梁. 美容养颜保健食谱[M]. 北京: 人民军医出版社, 2007.
[16]孙世发. 药膳保健[M]. 北京: 人民卫生出版社, 1999.
[17]胡献国, 黄成汉, 王娟. 花花・食界[M]. 济南: 山东画报出版社, 2011.
[18]孔秋生. 老年保健药膳[J]. 东方药膳, 2013(2): 1.
[19]郝建新, 丁艳蕊. 百种入膳中药集释[M]. 北京: 科学技术文献出版社, 2006.
[20]欧阳荣, 胡盛松. 轻松识中药: 家庭常用中药的鉴别与使用[M]. 长沙: 湖南科学技术出版社, 2011.
[21]于俊生, 赵国磊. 药膳食疗大全集[M]. 青岛: 青岛出版社, 2014.
[22]程杰. 花卉瓜果蔬菜文史考论[M]. 北京: 商务印书馆, 2018.
[23]李厚华，杨凌. 花卉与健康[M]. 咸阳: 西北农林科技大学出版社, 2016.
[24]李廷华, 曹广才, 姚高宽. 食药用花卉[M]. 北京: 中国农业出版社, 2004.
[25]赵永华. 养生花卉[M]. 北京: 农村读物出版社, 2001.
[26]庄程彬. 花卉单方疗疾荟萃[M]. 北京: 金盾出版社, 2008.
[27]初舍, 刘若兰. 最流行的药食同源健康植物[M]. 北京: 中国农业出版社, 2016.
[28]杨柏灿. 药缘文化–中药与文化的交融[M]. 北京: 中国中医药出版社, 2014.
[29]敬松. 中国花膳与花疗[M]. 成都: 四川科学技术出版社, 2012.
[30]陈柏楠, 杨豪, 包韫辉, 等. 不同工艺真空冷冻干燥桂花的品质比较分析[J]. 现代食品科技, 2021, 37(2): 205–212, 307.
[31]都宏霞, 刘宴秀, 严忠杰, 等. 超声波辅助–绿色低共熔溶剂提取茉莉花黄酮的工艺优化[J]. 现代食品科技, 2021, 37(01): 199–206.

[32]杨其涛, 杨其波. 茉莉花茶保健功效研究进展[J]. 福建茶叶, 2020, 42(09): 3–5.

[33]高世霞. 茉莉花糯米酒的研制[J]. 中国酿造, 2008(20): 97–99.

[34]中医堂编委会. 食物功效与食疗全典[M]. 哈尔滨: 黑龙江科学技术出版社, 2015.

[35]温信子. 花卉本草经[M]. 北京: 军事医学科学出版社, 2007.

[36]蒋正国. 中华枸杞应用宝典[M]. 银川: 阳光出版社, 2016.

[37]彭铭泉. 花卉药膳与食疗[M]. 广州: 广东经济出版社, 2004.

[38]聂宏, 蒋希成. 中医食疗药膳学[M]. 西安: 西安交通大学出版社出版, 2017.

[39]彭铭泉. 中国药膳大典[M]. 青岛: 青岛出版社, 2000.

[40]祁公任. 药膳百方[M]. 福州: 福建科学技术出版社, 2001.

[41]赵建成, 谢继增, 杨建宇. 肿瘤方剂大辞典[M]. 北京: 中医古籍出版社, 2009.

[42]罗庆芳. 中国药茶大全[J]. 贵阳: 贵州科技出版社, 2003.

[43]叶强. 中国食疗本草新编[M]. 广州: 广东高等教育出版社, 1999.

[44]顾奎琴. 中华家庭药膳全书[M]. 北京: 中医古籍出版社, 2005.

[45]肖振祥. 药膳良方[M]. 北京: 中国环境科学出版社, 1995.

[46]李幸祥. 中国常用中草药图典[M]. 青岛: 青岛出版社, 2013.

[47]胡献国. 中国膏药配方配制全书[M]. 沈阳: 辽宁科学技术出版社, 2014.

[48]杨力, 胡献国. 新食疗本草[M]. 青岛: 青岛出版社, 2019.

[49]姚海扬, 周峰. 保健花膳[M]. 深圳: 海天出版社, 2007.

[50]马凤琴. 中国花馔500种[M]. 大连: 大连出版社, 2003.

[51]国医编委会. 食疗药膳养生大全[M]. 哈尔滨: 黑龙江科学技术出版社, 2015.
[52]堵军. 家庭保健茶饮[M]. 长春: 时代文艺出版社, 2003.
[53]熊笑苇, 杨同香, 吴孔阳, 等. 响应面法优化槐米牡丹花酸羊奶发酵工艺及其抗氧化性研究[J]. 黑龙江畜牧兽医, 2018(13): 91–95, 242–243.
[54]向进乐, 赵胜娟, 马丽苹, 等. 可食牡丹鲜花酶法制汁及主成分HPLC–Q–TOF–MS/MS鉴定[J]. 食品与发酵工业, 2019, 45(18): 137–143.
[55]木麻黄. 花花菜[M]. 广州: 南方日报出版社, 2014.
[56]胡玉玲, 周荣. 家庭养生花卉现学现用[M]. 北京: 学苑出版社, 2004.
[57]言涓. 花卉养生[M]. 重庆: 重庆出版社, 2005.
[58]石四维. 花卉药膳与便方[M]. 上海: 上海科学技术文献出版社. 2005.
[59]周浓, 杨勤. 中药养生学[M]. 北京: 中国中医药出版社, 2015.
[60]顾奎琴. 花卉营养保健与食疗[M]. 北京: 农村读物出版社, 2002.
[61]董汉良. 花卉养生保健[M]. 北京: 金盾出版社, 2008.
[62]中国医学科学院药物研究所, 中药志[M]. 北京: 人民卫生出版社, 1959.
[63]顾奎琴. 花卉养生手册[M]. 北京: 农村读物出版社, 2009.
[64]陈柏儒. 花食花饮花养女人[M]. 福州: 福建科学技术出版社, 2017.
[65]严仲铠. 中华食疗本草[M]. 北京: 中国中医药出版社, 2018.
[66]于松. 孕产妇营养保健与食谱大全[M]. 北京: 华夏出版社, 2010.
[67]吴棣飞. 野菜野果经典图鉴[M]. 长春: 吉林科学技术出版社, 2012.
[68]谭兴贵. 中国食物药用大典[M]. 西安: 西安交通大学出版社, 2013.
[69]胡敏. 药膳养生全书[M]. 青岛: 青岛出版社, 2006.
[70]金志文. 百花百草治百病[M]. 北京: 中国妇女出版社, 2008.

[71]翁维健. 药膳食谱集锦[M]. 北京: 人民卫生出版社, 2000.

[72]钱金栿, 董晓东, 李建昌. 大理百种健康食用花卉[M]. 昆明: 云南民族出版社, 2011.

[73]李祎晗. 舌尖上的中药[M]. 北京: 华夏出版社, 2019.

[74]卜路霞. 果蔬花卉腌制技术与应用[M]. 北京: 化学工业出版社, 2018.

[75]邢金锋, 王稳航. 天然色素的来源、分类、稳定化及其在可食包装中的应用[J]. 食品与发酵工业, 2021, 47(13): 286–295.

[76]刘海涛. 几种食用花卉的食用价值及文化[J]. 花卉, 2015(12): 32–35.

[77]苏爱国, 孙长花, 张素华. 食用花卉的营养价值及开发前景[J]. 中国食物与营养, 2008(02): 19–21.

[78]王开发. 我国常见八种花粉的功效探讨[J]. 蜜蜂杂志, 2010, 30(12): 5–9.

[79]高阳, 侯长希, 王佳江, 等. 玉米花粉的功效及利用综述[J]. 安徽农学通报, 2010, 16(16): 73–74.

[80]王晶. 荞麦蜂花粉抗前列腺疾病与美白活性成分研究[D]. 南京: 江南大学, 2017.

[81]魏晓峰, 刘敏, 李维宏, 等. 丁香花暖胃保健饼干的配方及工艺优化[J]. 食品研究与开发, 2015, 36(19): 81–85.

[82]王翰华, 阮洪生, 陈云. 枇杷花化学成分及其药理作用研究进展[J]. 中成药, 2019, 41(12): 2977–2981.

[83]冯育林, 李云秋, 徐丽珍, 等. 蜀葵花的化学成分研究(Ⅱ)——黄酮类成分研究[J]. 中草药, 2006(11): 1622–1624.

[84]陈自明. 校注妇人良方[M]. 上海: 上海卫生出版社, 1956.

[85]赵桂琴, 毛晓霞, 苏占辉. 素馨花中黄酮苷类化学成分研究[J]. 中国新

药杂志, 2012, 21(7): 791–794.

[86]卢旻昱, 刘铜华, 侯毅, 等. 夏枯草的药理作用及研究进展述要[J]. 世界最新医学信息文摘, 2019, 19(31): 31–33.

[87]张金华, 邱俊娜, 王路, 等. 夏枯草化学成分及药理作用研究进展[J]. 中草药, 2018, 49(14): 3432–3440.

[88]杨伟波, 卢成瑛, 陈功锡, 等. 迎春花研究进展[J]. 食品科学, 2008(4): 474–477.

[89]刘孟华, 李泮霖, 罗铝铿. 柚花化学成分及药理活性研究进展[J]. 嘉应学院学报, 2015, 33(2): 67–73.

[90]伍柏坚, 林励, 陈康, 等. 化州柚花不同花期黄酮类成分含量的动态变化研究[J]. 中药新药与临床药理, 2007(5): 377–379.

[91]李余钊, 章仁, 郝吉, 等. 紫茎泽兰的化学成分研究[J]. 中药材, 2019, 42(9): 2058–2061.

[92]庞允, 申漫, 刘建军, 等. 紫藤花多糖的提取工艺及抗氧化性研究[J]. 广州化工, 2017, 45(4): 66–69.

[93]孔祥密, 崔雪靖, 常美芳, 等. 紫薇花的抗氧化活性研究[J]. 天然产物研究与开发, 2015, 27(2): 264–266.

[94]陈洋, 唐瑶, 曹婉鑫, 等. 响应面法优化紫薇花色素的提取工艺[J]. 食品研究与开发, 2016, 37(2): 58–61.

[95]吴娇, 王聪, 于海川. 金银花中的化学成分及其药理作用研究进展[J]. 中国实验方剂学杂志, 2019, 25(4): 225–234.

[96]刘琳, 程伟. 槐花化学成分及现代药理研究新进展[J]. 中医药信息, 2019, 36(4): 125–128.

[97]马昌豪. 玫瑰花化学成分与质量标准研究[D]. 济南: 山东中医药大学,

2012.
[98]王平, 童应鹏, 陶露霞, 等. 西红花的化学成分和药理活性研究进展[J]. 中草药, 2014, 45(20): 3015–3028.
[99]冀建伟, 周宇雪, 刘蕾, 等. 厚朴花低聚糖、多糖的分离纯化及其体外抗氧化活性研究[J]. 中国药房, 2016, 27(34): 4848–4851.
[100]魏担, 吴清华, 裴瑾, 等. 厚朴花的本草考证、真伪鉴别、化学成分、药理作用、临床应用及新兴研究[J]. 中国药房, 2019, 30(1): 140–144.
[101]重庆市卫生局. 重庆草药[M]. 重庆: 重庆人民出版社, 1962.
[102]四川中药志协作编写组. 四川中药志[M]. 成都: 四川人民出版社, 1979.
[103]刘硕. 美容养颜花卉饮品家庭制作[M]. 北京: 华艺出版社, 2004.
[104]蔡育发. 食用花卉栽培及妙用[M]. 北京: 中国农业出版社, 2003.
[105]何卿森. 中老年人保健药膳全书[M]. 广州: 羊城晚报出版社, 2003.
[106]彭铭泉. 中国药膳学[M]. 北京: 人民卫生出版社, 1985.
[107]人民卫生出版社编. 圣济总录[M]. 北京: 人民卫生出版社, 1962.
[108]山东省革命委员会卫生局. 山东中草药验方选(一九七七年)[M]. 济南: 山东人民出版社, 1978.
[109]]陈代斌. 儿科临床效验方[M]. 北京: 中国中医药出版社, 2000.
[110]谭兴贵, 廖泉清. 家庭常用食物食疗方[M]. 济南: 山东科学技术出版社, 2004.
[111]赵秀玲. 野菊花的功效因子、保健作用及其开发利用的研究进展[J]. 食品工业科技, 2012, 33(6): 429–431, 434.
[112]袁慧杰, 赖志辉, 管艳艳, 等. 野菊花主要活性成分的药理作用研究

进展[J]. 中华中医药学刊, 2018, 36(3): 651–653.
[113]刘谋治, 宋霞, 姜远英, 等. 月季花化学成分及药理作用的研究进展[J]. 药学实践杂志, 2015, 33(3): 198–200, 249.
[114]严欢, 左月明, 袁恩, 等. 基于UHPLC–Q–TOF–MS技术分析栀子花的化学成分[J]. 中药材, 2018, 41(6): 1359–1364.
[115]解修超, 刘军生, 罗阳兰, 等. 白及花脂溶性成分提取工艺优化及其生物活性分析[J]. 食品工业科技, 2019, 40(4): 200–206.
[116]黄进, 李娅, 邱丽莎, 等. 不同干燥方法对白及花营养成分和抗氧化活性的影响[J]. 中国医院药学杂志, 2017, 37(19): 1942–1946.
[117]鞠培俊, 孔德云, 李晓波. 凤仙花化学成分及药理作用研究进展[J]. 沈阳药科大学学报, 2007(5): 320–324.
[118]赵秀玲. 佛手生理活性成分的研究进展[J]. 食品工业科技, 2012, 33(21): 393–399.
[119]刘倩佟. 合欢花抗焦虑活性物质基础研究[D]. 北京: 北京中医药大学, 2015.
[120]潘蓉. 合欢药用简史研究[D]. 哈尔滨: 黑龙江中医药大学, 2014.
[121]刘言正. 中医食疗养生学[M]. 成都: 四川大学出版社, 2007.
[122]刘继洪、谢英彪. 肿瘤患者药膳妙方[M]. 北京: 金盾出版社, 2015.
[123]李先富, 胡大清. 家庭卫生保健[M]. 北京: 中国环境科学出版社, 1996.
[124]王强虎, 丁殿利. 脂肪肝绿色疗法[M]. 北京: 人民军医出版社, 2015.
[125]张军, 刘建福, 范勇, 等. 顶空固相微萃取–气相色谱–质谱联用分析库尔勒香梨花序香气成分[J]. 食品科学, 2016, 37(02): 115–120.
[126]石太渊. 梨花营养成分及特性分析[J]. 食品安全质量检测学报,

2019, 10(13): 4365–4369.

[127]杨阳, 绳慧峰, 张慰. 凌霄花的化学成分及药理作用综述[J]. 中国药师, 2008(12): 1521–1522.

[128]夏晓旦, 黄婷, 薛嫚, 等. 木芙蓉化学成分与药理作用的研究进展[J]. 中成药, 2017, 39(11): 2356–2360.

[129]杨晶晶, 刘英, 曲媛, 等. 不同方法测定三七花、茎叶中维生素C含量[J]. 食品工业科技, 2014, 35(24): 53–56.

[130]朱素英. 响应面法优化三七花多酚的提取工艺及其抗氧化性分析[J]. 食品科学, 2015, 36(10): 65–69.

[131]王芳, 高瑜珑, 阮琴, 等. 山茶花氨基酸组成分析及营养价值评价[J]. 浙江师范大学学报(自然科学版), 2015, 38(3): 342–347.

[132]何泉泉, 熊智, 郑希, 等. 山茶花的化学成分研究[J]. 中药材, 2019, 42(10): 2297–2301.

[133]高瑜珑. 山茶花降血脂、抗氧化功能及有效成分分析[D]. 杭州: 浙江师范大学, 2016.

[134]胡喜兰, 尹福军, 程青芳, 等. 不同花期芍药花中活性成分的研究[J]. 食品科学, 2008(9): 511–514.

[135]李冰, 曹庆超, 黄佳双, 等. 芍药花发酵前后总酚总黄酮含量及抗氧化活性[J]. 扬州大学学报(农业与生命科学版), 2020, 41(5): 52–56, 86.

[136]舒希凯, 段文娟, 刘伟, 等. 芍药花化学成分研究[J]. 中药材, 2014, 37(1): 66–69.

[137]黄秀红, 王再花, 李杰, 等. 不同花期石斛花主要营养成分分析与品质比较[J]. 热带作物学报, 2017, 38(1): 45–52.

[138]唐静月, 颜美秋, 齐芳芳, 等. 铁皮石斛花总黄酮提取工艺优化及体外抗氧化活性研究[J]. 浙江中医药大学学报, 2017, 41(3): 235–242.

[139]潘旭, 具敬娥, 贾娴, 等. 柿蒂化学成分的分离与鉴定[J]. 沈阳药科大学学报, 2008(5): 356–359.

[140]郑丹丹, 李福帅, 张超, 等. 柿蒂中齐墩果酸、熊果酸微波辅助提取工艺的优化[J]. 中成药, 2019, 41(10): 2296–2302.

[141]王灵芝, 杨浩东. 花茶与健康[J]. 养生保健指南, 2018（28）: 81.

[142]叶连方, 张仁庆. 中国家常菜谱[M]. 北京: 中国社会出版社, 2003.

[143]中医堂编委会. 家庭医疗实用大典[M]. 哈尔滨: 黑龙江科技出版社, 2015.

[144]潘月莉, 张葆青. 实用中医小方[M]. 北京: 中医古籍出版社, 2008.

[145]江西药科学校革命委员会. 草药手册[M]. 南昌: 江西药科学校, 1970.

[146]孟仲法. 中华现代药膳食疗手册[M]. 上海: 上海科学普及出版社, 2003.

[147]赵永旺. 眼病饮食宜忌[M]. 长沙: 湖南科学技术出版社, 2012.

[148]王惟恒, 李艳. 中医治验偏方秘方大全[M]. 北京: 人民军医出版社, 2011.

[149]于俊生. 家庭进补一点通[M]. 青岛: 青岛出版社, 2012.

[150]邬志星. 有益健康的家养花草[M]. 上海: 上海文化出版社, 2006.

[151]吴林玲. 图解花养女人[M]. 天津: 天津科学技术出版社, 2017.

[152]刘荣奇. 家庭药膳保健全典[M]. 北京: 海潮出版社, 2009.

[153]周超凡, 王崇焕. 叶同仁药膳本草经[M]. 北京: 中国中医药出版社, 1900.

索 引

九、止血花卉

1. 收敛止血

2. 凉血止血

十、祛湿花卉

1. 和胃化湿

2. 清热祛湿

3. 解暑利湿

4. 祛风胜湿

5. 利水消肿

6. 利湿止泻

十一、止咳祛痰花卉

十二、清肝平肝花卉

1. 清热平肝